「歯科の名医」だからできる！

いびきの新治療で心と体をリフレッシュ！

池尻歯科医院理事長
池尻良治
Ryoji Ikejiri

現代書林

まえがき
――全身を診る歯科治療から「良い睡眠」を実現する

歯科医師が睡眠についての本を書く――このことを不思議に思う人もいるのではないでしょうか。たしかに、一見すると歯と睡眠の間には何の関係もなさそうに思えます。

しかし、いま社会的な注目を集めている閉塞性睡眠時無呼吸症候群（ＯＳＡＳ）の発見につながる「マランパチ分類」（本文で詳述）でも分かるように、歯科医は軟口蓋と舌の関係を診ることができます。試しに一度、鏡の前で口を大きく開け、軟口蓋と舌の位置を自分自身の目で見てみてください。

そして、そもそも生き物は食物によって生かされていて、その食物は口から入ってくることを考えれば、口は生命の根幹であると理解されます。だから、歯科治療もそこを追求していくと、自ずと全身を診るものになってくるのです。

たとえば、ビタミンＣやＢ群の不足している患者さんは、歯科治療の器具が歯茎に触れたときに出血しやすく、その血が止まりにくい傾向があります。よくケアがされていて、歯垢の付いていない歯茎であってもそうなのです。

そういう場合、「野菜をあまり摂っていないのでは？」と聞くと、「たしかにそうです」という答えが返ってきます。そこで、歯科医院ではありますが、必然的に食事の指導を行うことになります。全身を診る歯科治療とはそういうことです。

歯は無機質ですが、歯が体と接している歯周組織をコントロールできたら、歯は長持ちします。池尻歯科医院で指導している食事を一ヵ月続けると、歯周病の出血はなくなり、歯肉の炎症も取れます。

ちなみに、歯周病が糖尿病や脳出血、さらにはがんなどの全身病の原因の一つになっていることが、最近の研究で明らかになってきました。歯科医だからといって、体の病気に無関心ではいられないのです。

食生活だけではなく、運動や睡眠も重要です。歯の健康と全身の健康は相互に影響しあっているからです。

なかでも、私が最近取り組んでいるのは睡眠の問題です。

歯科治療で患者さんの口腔内を診ると、その人の眠りの質が「悪い睡眠」になっていると分かることがあります。それは、いびきの原因であり、「悪い睡眠」の原因でもある前述した閉塞性睡眠時無呼吸症候群（ＯＳＡＳ）という疾患が、口腔内の問題と直結しているからです。

また、ＯＳＡＳは睡眠中に血液中の酸素濃度を低下させるため、その状態が続くと全身の細胞の質が劣化していき、歯科治療ではそれが歯周病などにつながってくると考えられます。歯と睡眠はそれくらい密接に関係しあっているのです。

ＯＳＡＳは歯科の範囲で治療可能な疾患であり、本書ではその治療の内容と、私が開発した口腔内に装着する器具（ｅ－ＯＡ）を紹介しています。それは、ＯＳＡＳによる「悪い睡眠」を「良い睡眠」に変えるのに大変効果的な装置です。

また、本書では、ＯＳＡＳだけでなく「悪い睡眠」の原因となる生活習慣、特に食生活の問題についてもページを割いています。なぜなら、睡眠不足や浅い睡眠などによる日中の眠気が、仕事や学業の能率低下のほか、交通事故や産業事故につながっていて、社会問題にまでなっているからです。

最近では「悪い睡眠」が子どもの間にまで広がっており、そのことも非常に憂慮されます。

この本を書きはじめようとしていたとき、ちょうどNHKの朝七時台のニュース（二〇一六年三月二十八日放送）で「〝子どもが寝ない〟親の悩み」と題して、子どもが夜型になってきていることを取り上げていましたが、これは非常に深刻な問題です。というのも、睡眠は子どもの脳の発達に必要不可欠なものだからです。

睡眠の専門家によると、小学四年生までは最低でも十時間の睡眠が、小学五～六年生では九時間の睡眠が、中学生でも七～八時間は睡眠が必要だといいます。

しかし、今の子どもたちの多くは、その睡眠時間を十分確保できていません。そして、それに関連して、実際に様々な問題が起きてきています。いじめなどはその最たるものです。

将来の社会を担う子どもたちが「悪い睡眠」「悪い食事」しか摂らずに、しかも「運動不足」に陥っているというのは、大変な問題であり、その危機感もまた、私にこの本を書かせた動機の一つとなっています。

「悪い睡眠」を「良い睡眠」に変え、心身の本来の健やかさを取り戻したいと願うすべて

の人の手元にこの本が届き、皆さんの睡眠の質を向上させるヒントにしていただけたなら、
それに勝る喜びはありません。

二〇一七年　初春

池尻歯科医院理事長　歯科医師
池尻良治

目次

プロローグ

「悪い睡眠」で仕事も健康もダメになる

第1章

睡眠の仕組みを知り、「悪い睡眠」から「良い睡眠」へ

第2章

「悪い睡眠」の原因となる睡眠時無呼吸症候群(SAS)

第3章

ＯＳＡＳ（閉塞性睡眠時無呼吸症候群）はなぜ起きるのか？

第4章

口＋腸脳相関で「良い睡眠」を取り戻す

第5章

OSASによる「悪い睡眠」も必ず改善できる

エピローグ

「良い睡眠」――七つの秘訣

プロローグ

「悪い睡眠」で仕事も健康もダメになる

日本では睡眠不足によって年間五兆円が失われている

誰もが「睡眠は大事なことだ」と思っていますが、どれくらい大事で、眠れないとどれほどのマイナスがあるのかご存じでしょうか。

日本大学医学部の内山真教授（睡眠学会）の試算によると、企業勤務者約五千人の調査からの推計として、日本全体で睡眠不足により生産性が三兆円分低下しているといいます。

さらに、睡眠不足が原因の欠勤、遅刻、早退や交通事故、産業事故などによる損失を合わせると、三兆五千億円のマイナスとなります。

ここには、医療費が入っていないため、実際にはもっと金額は膨れ上がるはずです。

一九九三年にアメリカで行われた試算では、睡眠不足による経済的損失は医療費も含め、全米で年間十兆円といわれているので、経済規模がアメリカの約二分の一の日本では、合計で五兆円ほどの経済的損失が推測されます。

つまり、睡眠不足は健康にマイナスであるのはもちろん、経済にとっても大きなマイナ

グラフ①-1 世界各国の平均睡眠時間の比較（有職者・男女別）

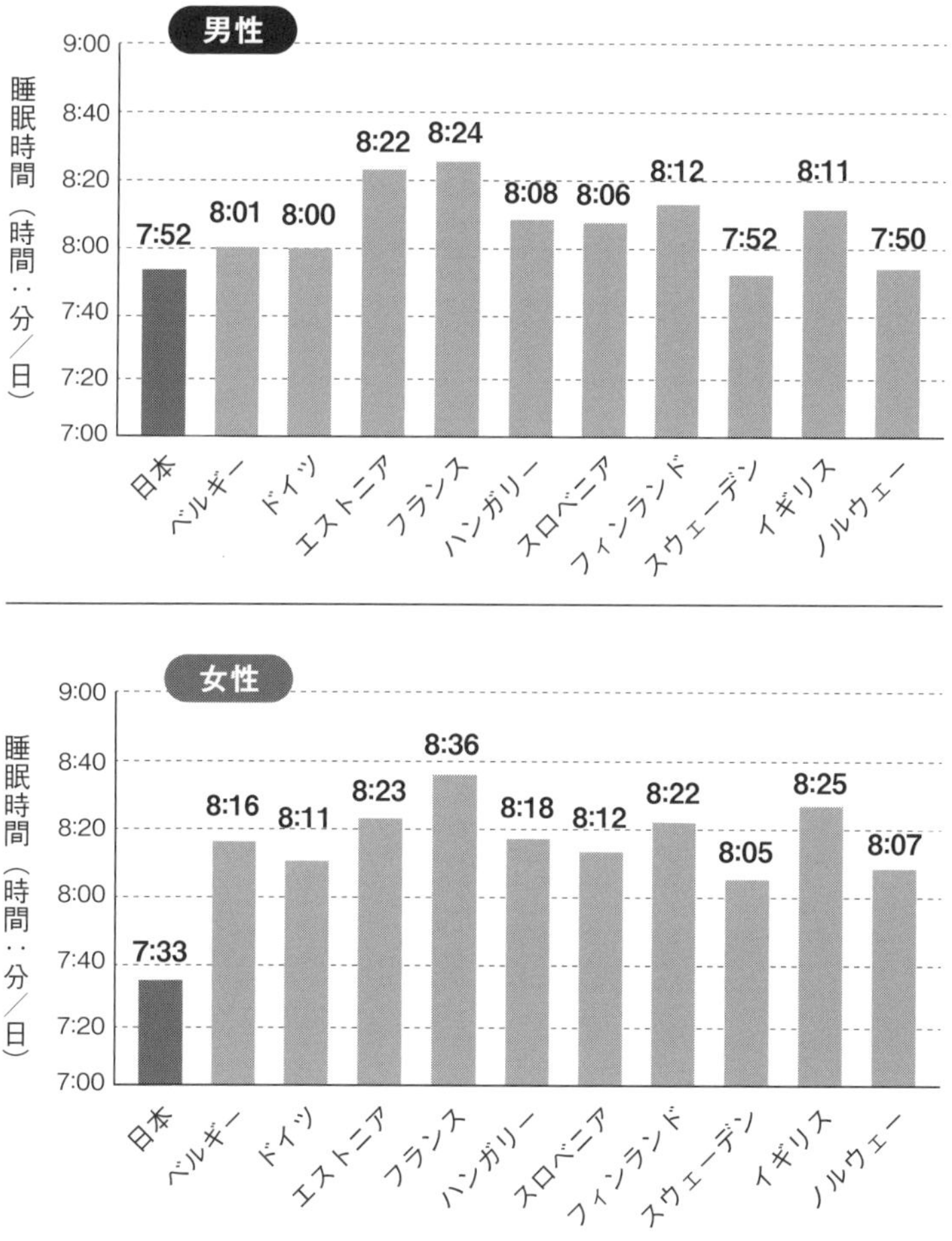

＊「統計」2006.7のデータ（太田美音）を基に作成

スをもたらすのです。

では、日本人はどのような睡眠をとっているのでしょうか。

統計によると、日本人の睡眠時間の平均は約七時間半（グラフ①－1）。これは、別の統計によると、長寿の人の平均睡眠時間にあたり、「ちょうどいい」とも言えます。

しかし、ヨーロッパの国々は、いずれも睡眠時間の平均が八時間を超え、中にはフランス人のように八時間半以上の国もあります。日本人の平均睡眠時間七時間半は、外国人と比べたら、決して十分だとは言えないでしょう。

と言っても、両者の間にそれほどの差があるわけではありません。日本人の場合、問題は「睡眠の短さ」より「睡眠の質の悪さ」にあるのではないかと思われます。

つまり、「悪い睡眠」をどうにかしないといけないのです。

「早寝早起き」から「遅寝遅起き」へ

日本人の睡眠を考えるときに、まず注目したいのが就寝時間と起床時間です（グラフ①

グラフ①-2　日本人の時間帯別睡眠率の変化のイメージ

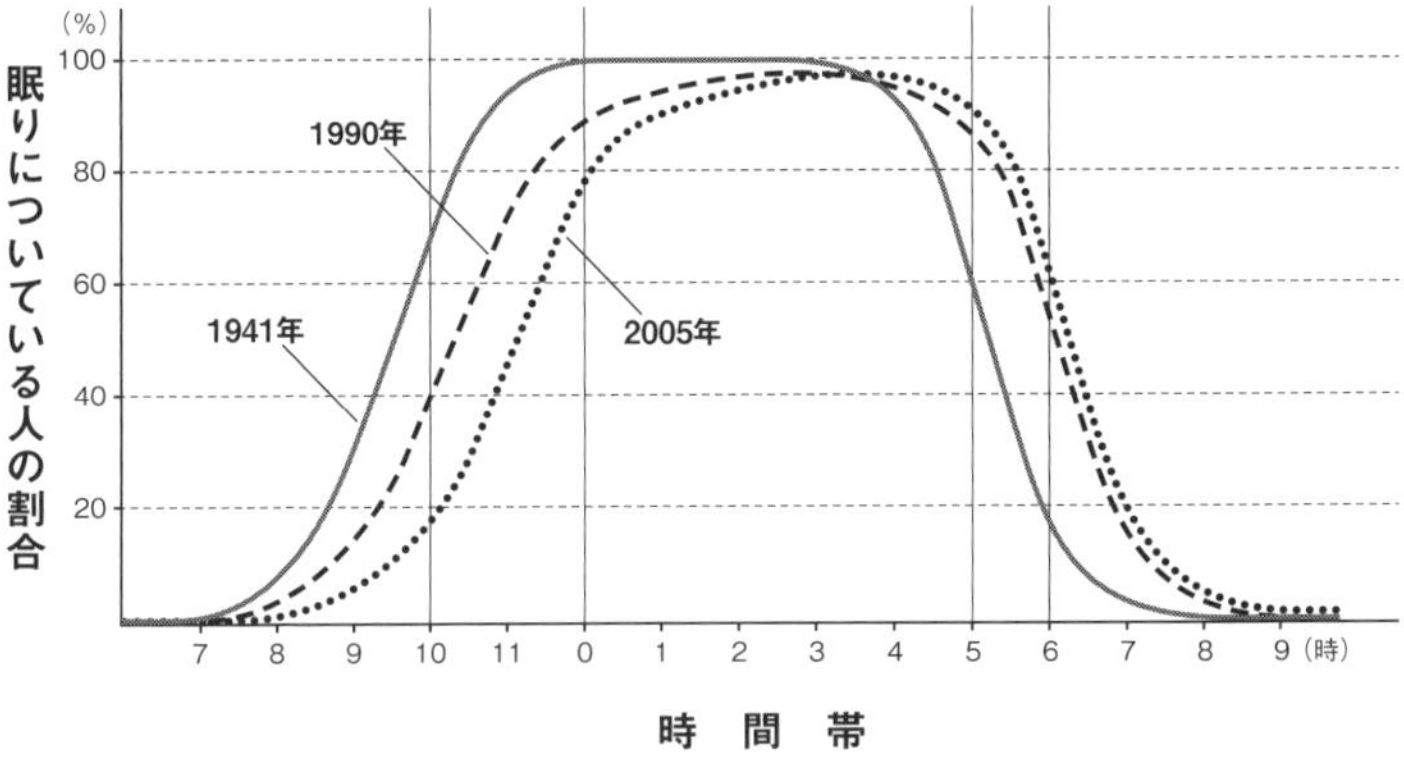

＊ＮＨＫ国民生活時間調査のデータなどを基に作成

－2）。一九四一年には夜十時を過ぎると約八〇パーセントの人が床に就いていたのに対し、二〇〇五年には約二〇パーセントの人しか床に就いていません。八〇パーセントの人が就寝するのは深夜十二時を過ぎてのことです。

十二時に就寝するのは普通のことに感じられるかもしれませんが、一九四一年当時、十二時まで起きているのはわずか〇・二パーセントです。

これが一九七〇年には七・七パーセントに、二〇〇五年には一五・三パーセントと、年を追うごとに増加の一途をたどっており、日本人は昔に比べると確実に「夜型」に移行していることが分かります。

そして、就寝時間が遅くなると当然、起床

時間も遅くなります。

一九四一年には約八〇パーセントの人が六時には起きていたのに対し、二〇〇五年には約八〇パーセントの人が七時になってから起きています。

ここから平均的な就寝起床パターンを推測すると、一九四一年には夜十時に就寝し、朝六時に起きる人が全体の約八割であったのに対し、二〇〇五年には深夜十二時に就寝し、朝七時に起きる人が全体の約八割を占めていると考えられます。

これは、「早寝早起き」から「遅寝遅起き」への変化を意味しており、また、睡眠時間も約一時間減ったことになります。

このような変化は、電気照明やテレビ、携帯電話、コンビニエンスストア、ゲーム機、パソコン、スマートフォンなどの普及に影響を受けたものではないでしょうか。

睡眠不足によって日本の国力は衰退していく

日本人の睡眠について、特に心配なのが青少年の睡眠の状況です。

グラフ①-3　日本・アメリカ・中国の高校生の就寝時間

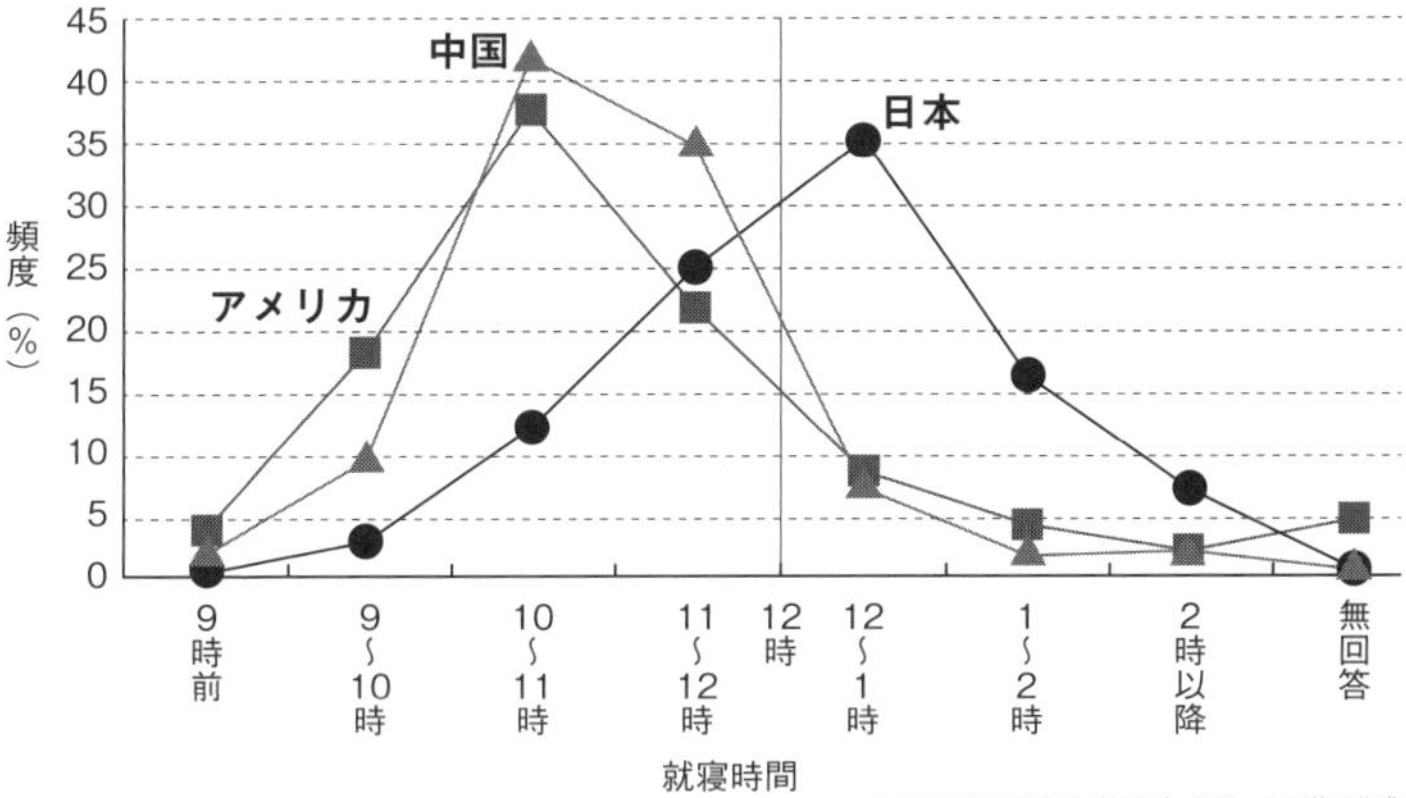

＊日本青少年研究所（2005）のデータを基に作成

日本、アメリカ、中国で高校生の就寝時間を調べた統計によると、アメリカと中国では夜十時半に就寝している学生が最も多いのに対し、日本では深夜〇時半に就寝している学生が最も多くなっています。

これは実に二時間もの差であり、日本の高校生がこの中で一番、夜更かししていることになります（グラフ①－3）。

そのほかの年齢においても、ほかの国と比べて日本人は一・五時間ほど夜更かししているというデータもあり、この夜更かし傾向は全年齢における特徴となっています。

たとえ睡眠時間が短くても、睡眠の質が良く、十分に疲れが取れていればいいのですが、やはり、そううまくはいかないようです。

グラフ①-4　日本の小・中・高校生が感じている睡眠不足

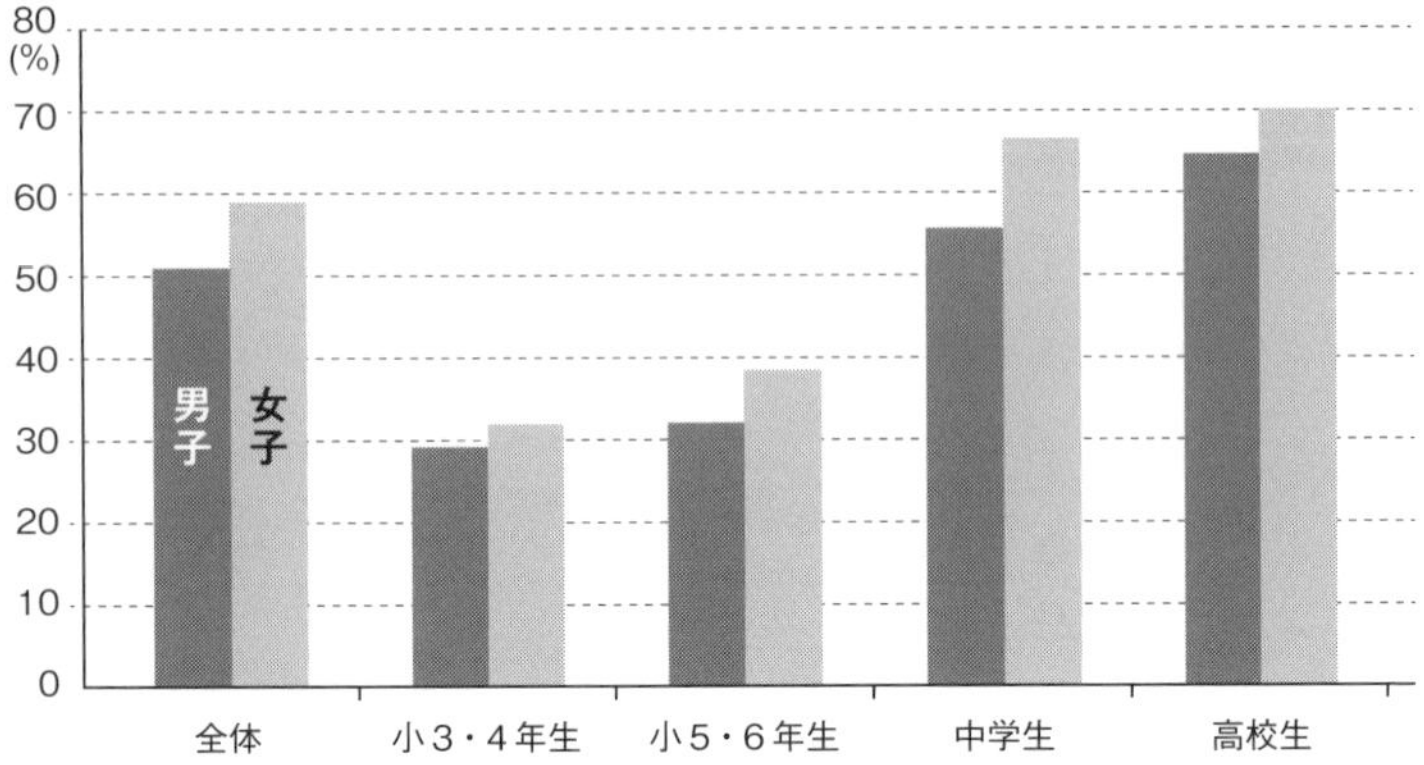

＊日本学校保健会「児童・生徒の健康状態サーベランス事業報告」(2004) を基に作成

「日本の青少年が睡眠不足を感じている割合」を調査した別の統計では、高校生の場合、男女ともに六〇パーセント以上が睡眠不足と感じていることが分かります（グラフ①－4）。この統計では小中学生も調査していますが、中学生で半数以上が、小学生でも三〇パーセント前後が睡眠不足と感じていることに驚かされます。

こういった青少年の睡眠不足で、何より問題となるのは学習能力の低下です。

実に六〇パーセントもの高校生が眠気を感じながら授業を聞いているのですから、勉強が身に付くはずもありません。

なお、「授業中によく寝てしまう高校生の割合」として、日本が二六パーセント、アメリカが一一パーセント、中国が七パーセントというデータもあります。

眠いだけならまだしも完全に寝てしまっては、先生がどんなに頑張って授業をしても、まったく頭に残るはずがありません。

こんな状況が続いていたら、これまで高い技術力や知的財産によって国際競争力を保ってきた日本の産業は衰退するしかなく、国力は確実に低下していきます。

私は歯科衛生士の学校で講演会の壇上に立ったことがありますが、十分間ほど話したところで七割の生徒がイスに座ったまま〝爆睡〟していました。そんなことだろうと思い、最初に睡眠についての話をしたのですが、寝ているから何も聞いていない。

残念ながら、これが日本の青少年の現状です。おそらく、大学でも状況はほとんど変わらないか、もっと悪いことでしょう。

親の夜更かし傾向が、子どもに夜更かしをさせてしまう

青少年の睡眠不足傾向はすでに幼少期のころから始まっています。

夜十時以降に就寝する子どもの割合を調べた調査では、一九八〇年には一歳半の子どもの二五パーセントが十時以降に就寝していたのに対し、二〇〇〇年にはこれが五五パーセントとなっています（表①－1）。

表①-1　10時以降に就寝する子供の割合

	1歳6ヵ月	2歳	3歳	4歳	5歳
1980年	25%	29%	22%	13%	10%
1990年	38%	41%	36%	23%	17%
2000年	55%	59%	52%	39%	40%

＊日本小児保健協会「幼児健康度調査報告書」を基に作成

つまり、近年は幼児のころから夜更かし傾向が見られるということです。

子どもは成長に伴い、昼に活動して夜に眠るというリズムができてくるため、年齢を追うごとに十時以降に就寝する子どもの割合は減ってきます。

それでもなお、五歳時で比較すると、一九八〇年では一〇パーセントが十時以降に就寝しているのに対し、二〇〇〇年ではこれが四〇パーセントとなっており、やはり、幼児の夜更かし傾向が近年、顕著になっていることが分かります。

　このような現象は、電気照明やテレビ、ゲーム機などの普及のほか、夜遅く帰宅するお父さんを子どもが待っていたり、親の夜更かしに子どもを付き合わせたりといった、子どもの睡眠に配慮のない生活環境も大きな要因になっているものと考えられます。

「悪い睡眠」はさまざまな病気を招く

　睡眠時間が短かったり、質が悪かったりすると仕事や学習の効率が低下するだけでなく、当然のことながら健康にも良くない影響を及ぼします。

　人の健康を維持しているのは免疫力であり、その免疫力を担っているのはリンパ球やB細胞、T細胞といった免疫細胞です。これらの免疫細胞は睡眠中に増えることが分かっていることから、免疫力は睡眠時に上昇するといってもよく、早めに寝ることは免疫力の強化につながるといえます（グラフ①－5）。

　免疫力が低下すると、風邪などの感染症にかかりやすくなるほか、がんのリスクも高まるため、「悪い睡眠」は最悪の場合、死を招くといっても過言ではないでしょう。

グラフ①-5　睡眠時に上昇する免疫力

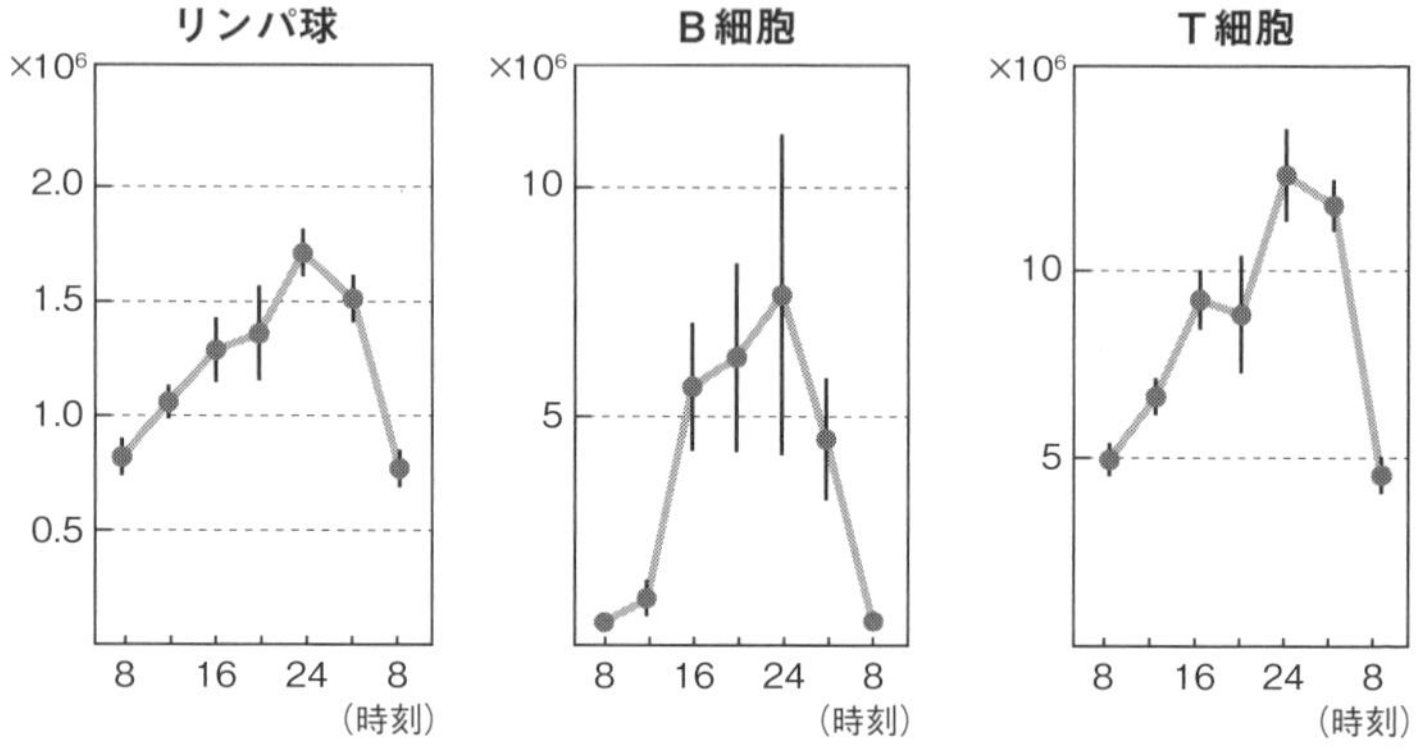

＊「The Journal of Immunology」126（Kawate T et al）を基に作成

また、睡眠不足だと生活習慣病にもなりやすいといわれており、そのことを示すデータもたくさん挙がっています（グラフ①－6）。

たとえば、五時間未満の睡眠を続けていると肥満になりやすいこと、糖尿病患者の三七パーセントが不眠を訴えていること、一年以上不眠が続くと一・七倍も糖尿病になりやすいことなどが分かっています。

その原因はホルモンの異常で、睡眠不足が続くと胃から食欲を高めるグレリンが多く出る一方、食欲を抑えるレプチンが減少し、過食に走りやすくなるためと考えられています。

また、高血圧についても睡眠不足や不眠

グラフ①-6　睡眠時間と病気の関係

肥満と睡眠時間の関係

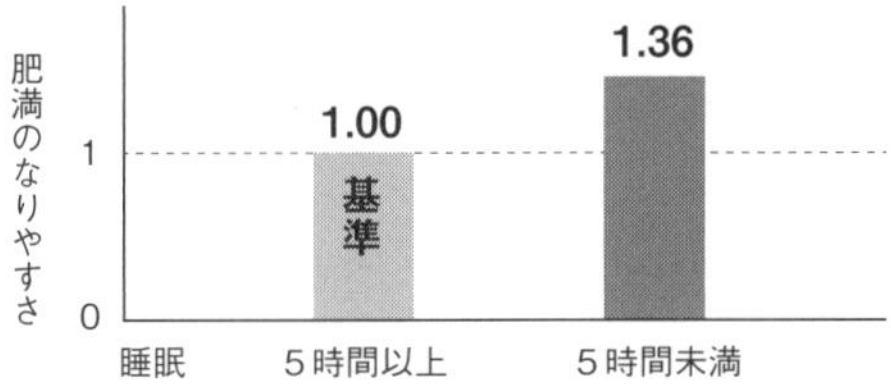

糖尿病と不眠の関係

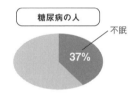

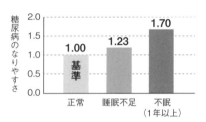

高血圧と不眠の関係

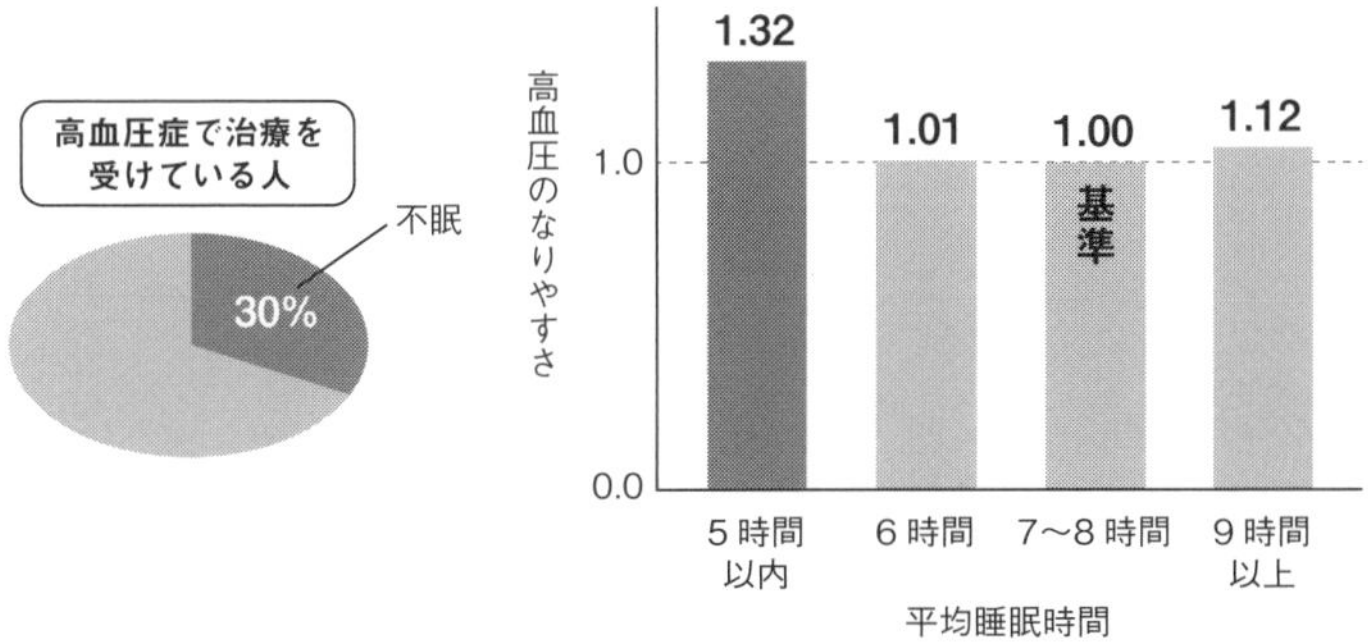

＊「食生活」103（兼板佳孝）、「PROGRESS IN MEDICINE」24（小路眞護ほか）、「Diabetes Care」32（Vgontzas AN et al）、「血圧」14（内村直尚）、「Hypertension」47（Gangwisch JE et al）を基に作成

がマイナスの影響を及ぼすことは明らかで、高血圧で治療を受けている人の実に三〇パーセントが不眠を経験しているほか、睡眠時間が五時間以下の場合、高血圧の発症リスクが高まることも判明しています。

「悪い睡眠」は健康にとって百害あって一利なしということを、はっきり肝に銘じておく必要がありそうです。

「悪い睡眠」を「良い睡眠」へ変える

なお、糖尿病に関しては別の調査もあり、そこでは、なかなか眠りに入れない入眠障害の人は睡眠に問題のない人に比べ二・九八倍も糖尿病になりやすく、また、眠りの途中で目が覚めてしまう睡眠維持障害の人は二・二三倍も糖尿病になりやすいという結果となっています（グラフ①-7）。

前にも触れましたが、まさに「悪い睡眠」は健康を蝕むということです。

それを踏まえた上で、日本人の五人に一人が不眠に陥っているという事実を知ると、恐

グラフ①-7　睡眠障害と２型糖尿病の発症との関係

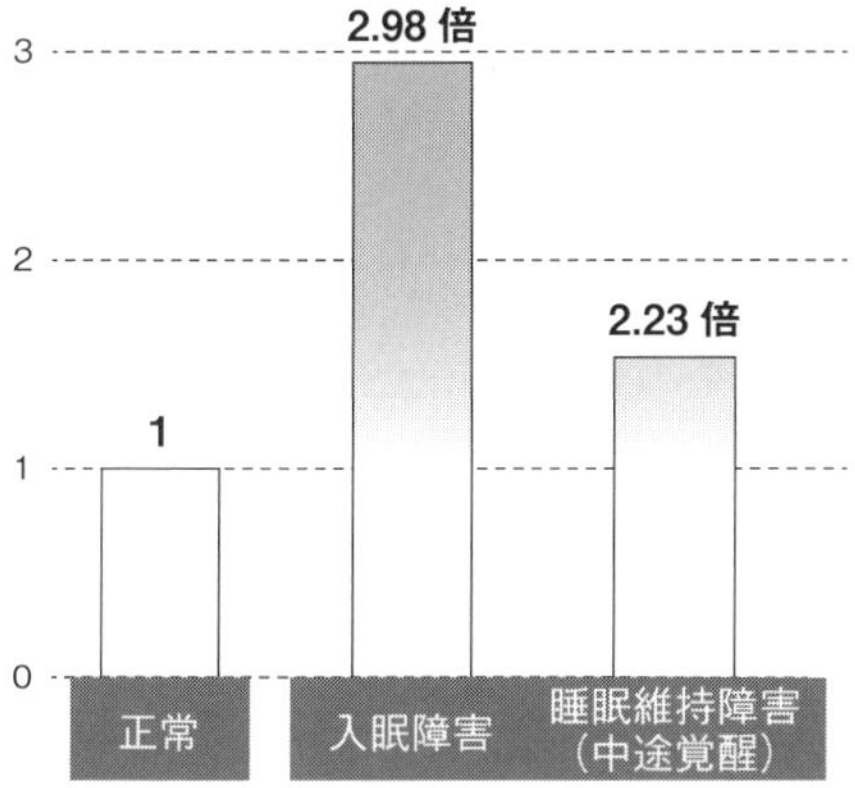

＊Kawakami N et al「Diabetes Care」(2004；27) を基に作成

日本の電機会社に勤める男性従業員 2,649 人を対象に８年間にわたって行った追跡調査の結果

●**２型糖尿病**：糖尿病の９割を占める病態。遺伝的に糖尿病になりやすい人が肥満、ストレス、運動不足などをきっかけに発症する。

ろしい思いがしてくるはずです。

日本人の睡眠時間を平均すれば「七時間半」となり、一見問題のないように見えますが、十五歳以上の約八千人を調査した統計では「睡眠によって休養が十分にとれていない人」は全体の二二・八パーセントにもなり、「眠りを助けるために睡眠薬やお酒を使うことのある人」は全体の一九・五パーセントに及びます。

つまり、平均睡眠時間の「七時間半」とは、睡眠薬やお酒の助けを借りた上での数字であり、やはり、日本人の睡眠は危機に立たされているのです。

また、なんとか睡眠時間を確保できていたとしても、眠りが浅かったり途中で何度も目が覚めたりしてしまう「悪い睡眠」では十分な休息がとれず、仕事や学業に支障をきたし、健康を蝕む原因にもなります。

そのような「悪い睡眠」の原因として特に注目したいのが「睡眠時無呼吸症候群（＝SAS）」という疾患です。

「良い睡眠」を実現するため、次章からは「悪い睡眠」の原因と対策について、そのSASを中心に説明していきましょう。

第 1 章

睡眠の仕組みを知り、
「悪い睡眠」から
「良い睡眠」へ

「良い睡眠」とは本来の自然な眠り

「プロローグ」では主に睡眠不足の問題について触れましたが、ここでは睡眠の質にも目を向けてみましょう。

睡眠の質という意味での「良い睡眠」とは、すっと眠りに入り、朝まで途中で起きることなく、ぐっすり眠れて、朝も自然にすっきりと起きられる睡眠のことです。

子どものころは、多くの人がこのような眠りだったはずですが、いつしか、なかなか眠りに入れず、浅い眠りのために途中で目が覚めてしまったり、朝も目覚ましに起こされて、疲れが取りきれていない重い体を頑張って起こしたりするという「悪い睡眠」に陥ります。

人間も動物の一種であることを考えると、自然のリズムに合わせ、太陽とともに起き太陽とともに眠るのが「良い睡眠」だといえそうです。

動物に近い暮らしをしていた原始時代、人間はおそらく朝日が昇るころ、その明かりによって自然に目が覚めていたことでしょう。そして、日が沈んで暗くなってくると次第に

グラフ②-1　「良い睡眠」のイメージ

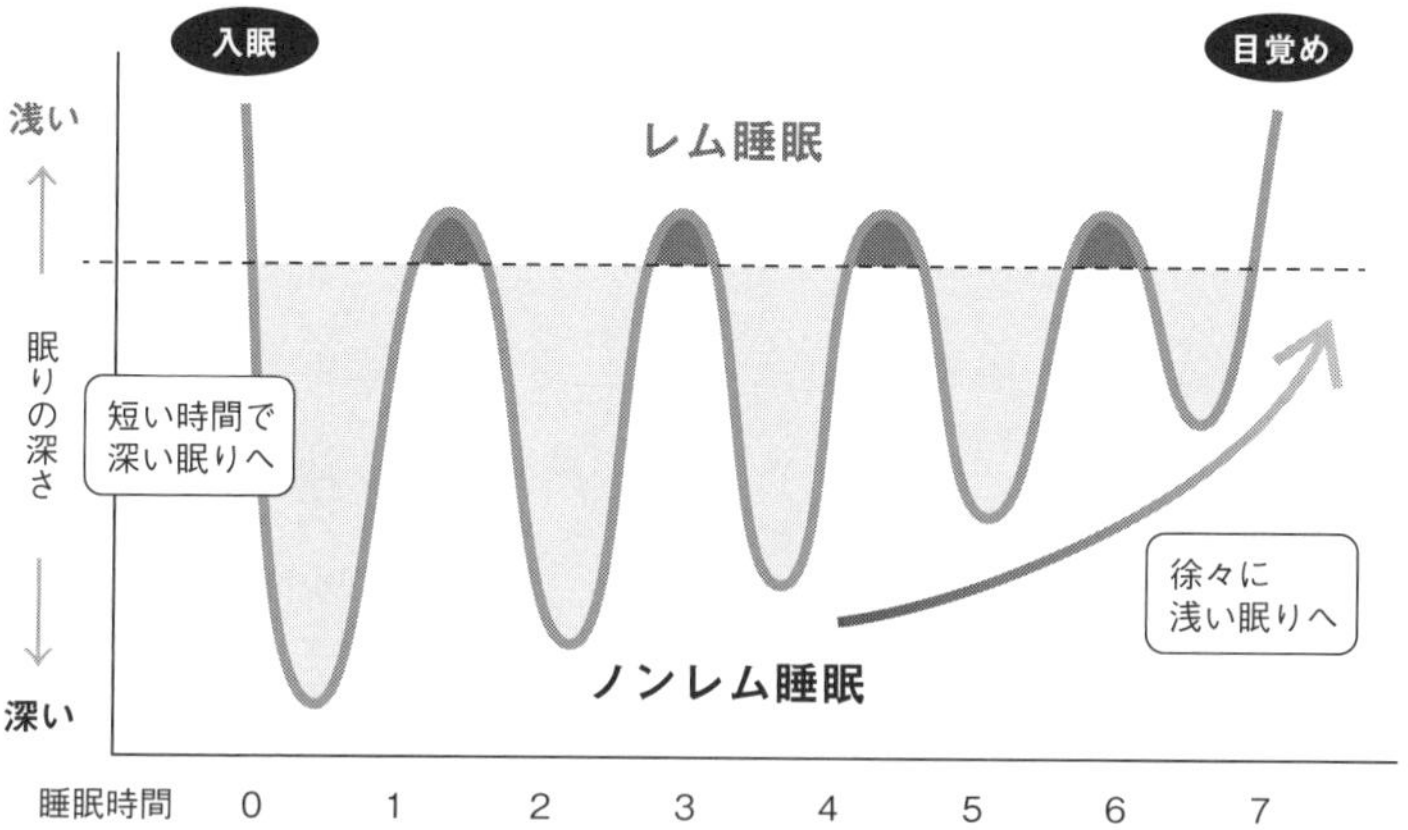

眠気を感じはじめて眠りについたはずです。

　夏と冬では日の出、日の入りの時間は異なりますが、おおよそ朝は六時くらいに起きて夜は十時くらいに就寝するのが自然であり、本来の「良い睡眠」だといえるでしょう。

　たとえば僧侶は、朝早く起きてお勤めをし、その分、就寝も早いので「良い睡眠」になっていると考えられます。僧侶が長寿だとされるのは、そうしたことが関係しているのかもしれません。

　上記のグラフ（グラフ②－1）は、睡眠を表現したものです。睡眠時には、急速な眼球運動の有無を表す「レム睡眠」と「ノンレム睡眠」が周期的に訪れます。また、睡眠には深い眠りと浅い眠りがあり、就寝後、短時間で深い眠りに落ち、そこから浅い眠りと深い眠りを繰り返し、深い眠りのときの深さが徐々に浅くなって目覚める。これが睡眠の理想的なパターンと考えられています。

一般に、レム睡眠が浅い眠りで、ノンレム睡眠が深い眠りと受け取られていますが、これは誤解です。次の項で述べますが、レム睡眠は浅い眠りではありません。ノンレム睡眠に、浅い眠りと深い眠りがあるのです。

睡眠中、体内では何が起きているか

睡眠中、体の中ではさまざまなことが起きています。たとえば、最近指摘されているのが「眠りによる脳の掃除」です。

脳は体重の二％程度の重さしかありませんが、そこで消費されるエネルギーは全体の四分の一ほどにものぼります。その脳が活動しようとすれば、当然、それだけ多くの栄養や酸素を必要とします。

問題はここからです。脳でエネルギーに変換された栄養などは、老廃物となります。私たちの体では、全身に張り巡らされたリンパ管を通して、その老廃物を排出しています。ところが、脳にはリンパ管がありません。神経科学者のジェフ・イリフ氏によると、脳では脳内に広がる脳脊髄液（ＣＳＦ）が老廃物を吸収し、血液中に排出している。しかも、この脳脊髄液は私たちが眠っているときだけ働くというのです。

つまり、私たちの睡眠中に、脳内では〝掃除〟が行われているというわけです。逆に考えれば、睡眠を十分にとらないと、脳に老廃物が溜まってしまうことになります。実際、アルツハイマー病患者の脳には老廃物が蓄積されていることが分かっており、睡眠不足はさまざまな病気の引き金になる可能性があると、イリフ氏は指摘しています。

ところで、睡眠というと、一般的には単に心身を休息させるものと考えがちですが、実は睡眠中にも脳は活発に働いており、最近では睡眠中に必要な記憶を定着させていることも分かってきています。

その睡眠の状態には大きく分けて「レム睡眠」と「ノンレム睡眠」があります。

レム睡眠は英語で「REM sleep」と書き、ＲＥＭとは「Rapid eye movement（急速眼球運動）」の略です。この状態では、体を動かす筋肉は緩んで休息している一方で、脳は起きていますし、また眼球は急速に動いています。夢を見るのはこのレム睡眠のときが多

グラフ②-2　レム・ノンレム睡眠と体内変化のイメージ

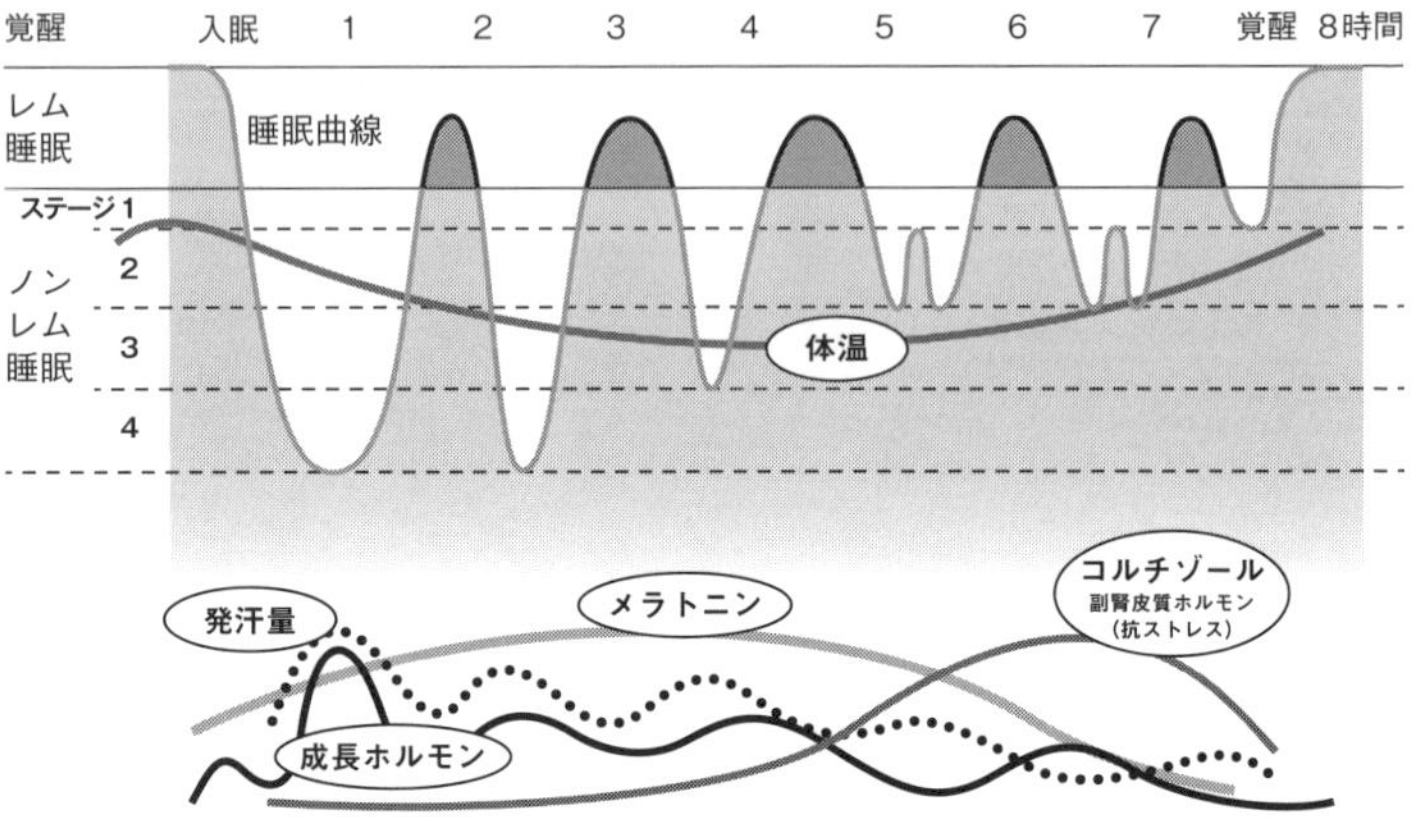

いようです。

もう一つのノンレム睡眠は英語で「Non-REM sleep」と書き、急速眼球運動を伴わない睡眠のことです。この状態では、脳も寝てしまっているため、このタイミングで無理に起こされると寝ぼけてすぐに行動をとることができません。

このノンレム睡眠は、その眠りの深さに応じ、さらに四段階に分類されています（グラフ②－2）。

入眠するとまずノンレム睡眠に向かい、約一時間以内に最も深いステージ4に達し、そこから一～二時間ほどで少しずつ眠りが浅くなり、レム睡眠に。

そこからは、ノンレム睡眠とレム睡眠が交

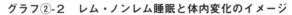

互にやってきて、レム睡眠はおおよそ一時間半おきに二十〜三十分間続きます。

六〜八時間の睡眠の場合、四〜五回のレム睡眠が現れることが一般的です。ノンレム睡眠はレム睡眠と交互に現れますが、入眠直後のノンレム睡眠が最も深く、その後は次第に浅くなっていきます。

睡眠中には体内でも変化が起きており、たとえば体温は入眠後ゆっくりと下がっていき、四時間を過ぎたころから上昇に転じ、起床するまでに元の体温に戻ります。

また、筋肉の成長などに関係する成長ホルモンは入眠直後から分泌量が増えはじめ、ノンレム睡眠で分泌量が増減します。発汗量もほぼ同じリズムで増減しています。

睡眠時にはメラトニンやコルチゾールというホルモンの分泌量も変化します。

メラトニンは眠気をもたらすホルモンで、朝に起きて夜に寝る生活をしている人の場合、夜になってくるとその分泌量が増えて眠くなってきます。メラトニンは入眠後も増えていきますが、四時間を過ぎたころから減りはじめ、七時間を過ぎたころにはだいぶ減り、目が覚めはじめます。

一方、覚醒の準備のため、コルチゾールの分泌が増えてきます。コルチゾールは副腎皮質ホルモンで、抗ストレス作用があります。これはメラトニンとは逆に、四時間を過ぎたころから増加をはじめ、六時間たったころにピークに達します。したがって、最低でも六時間は寝たほうがいいということになります。

このように睡眠は、体の大切なホメオスタシス（生体恒常性。生物の生理系が正常な状態を維持しようとする現象）を担っているのです。

体内時計の働きが狂うと、体の調子もおかしくなる

眠気や自然に目覚めるときのタイミングなど、睡眠のリズムに深く関係しているのが「体内時計」です。

体内時計はその名のとおり体内において時計の働きをする仕組みのことで、人を含むさまざまな生物には、地球の自転による昼夜の交代に同調できるように、ほぼ二十四時間の周期で体内の機能を変化させる体内時計の仕組みが備わっています。

体内時計には二十四時間周期の「サーカディアンリズム」のほか、睡眠と関係の深い九十分周期の「ウルトラディアンリズム」、女性の月経と関係する一ヵ月周期の「サーカルー

図②-１　体内時計があらゆる臓器の生体リズムをつかさどる

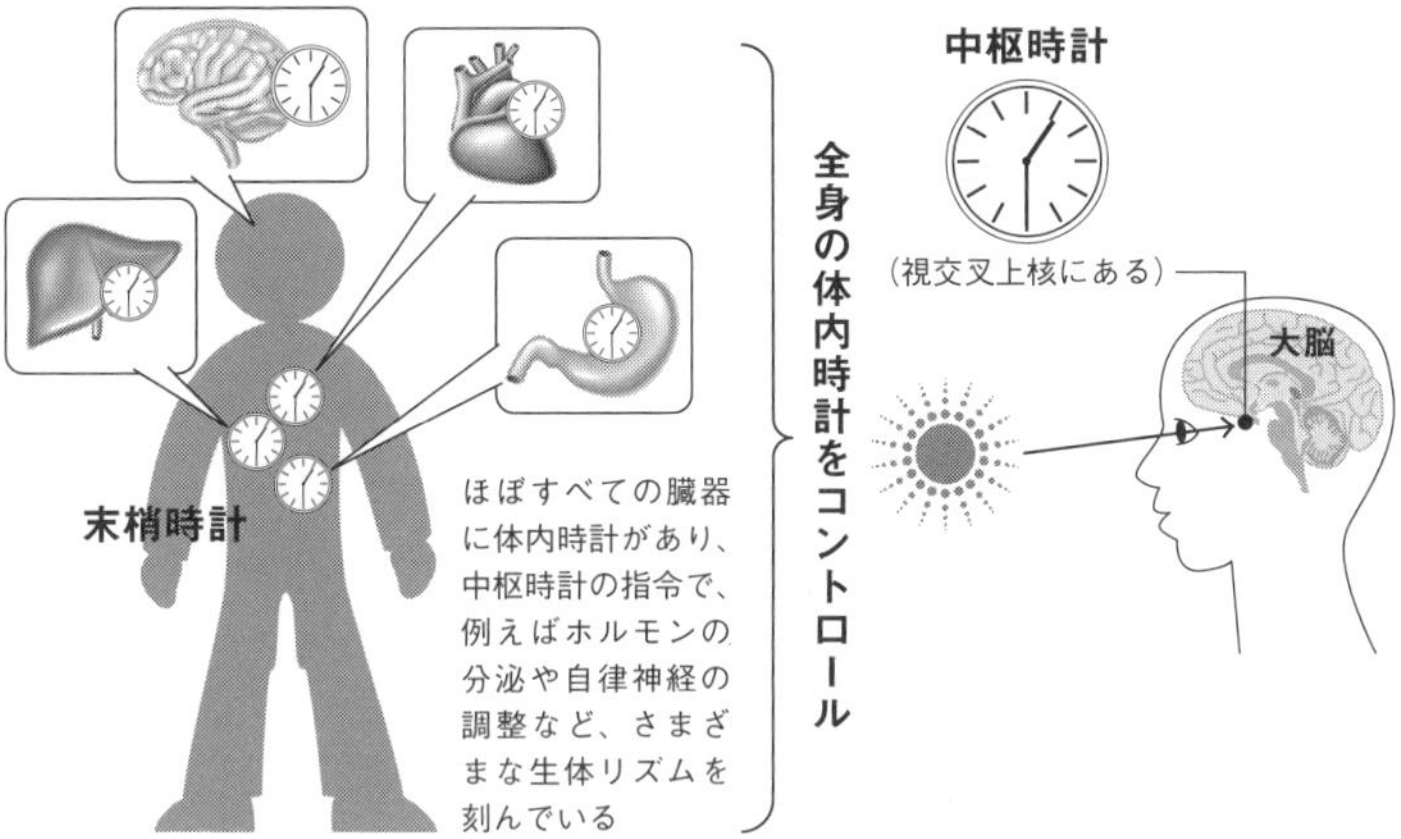

ナリズム」、繁殖行為と関係する一年周期の「サーカアニュアルリズム」などがあるといわれています。

このうち、体内時計の働きと関係する遺伝子が特定され、体内でホルモン分泌などと関わるときの仕組みが明らかになっているのはサーカディアンリズムだけです。

体内時計の遺伝子は体のほぼすべての臓器が持っており、脳にある時計を「脳時計」、そのほかの臓器にある時計を「末梢時計」といいます（図②－１）。

さらに、脳の中でも、視交叉上核という部分の体内時計を「中枢時計」といいます。これは、体内時計の中心として働く、最も重要な時計です。

この視交叉上核（中枢時計）がオーケストラの指揮者だとすれば、脳時計や末梢時計はそれぞれ異なる楽器のパートとして、指揮者のもとで「演奏」しているようなものです。視交叉上核がうまく働かなくなると、少しずつタイミングの違う脳時計や末梢時計は勝手に動きだします。それは指揮者のいないオーケストラのようなもので、いわゆる時差ボケというのもそれが起きている状態です。

そのように体内時計の働きが狂うと、体の調子もおかしくなります。

なぜなら、体内時計は生体リズムとして、一日の中の血圧変動やホルモンの分泌量の増減、体のさまざまな働きを調節する自律神経の働きを周期的にコントロールしているからで、そこがおかしくなると必然的に体調もおかしくなるのです。

体内時計の「発振体」「入力系」「出力系」とは

中枢時計としてオーケストラの指揮者の役目をする視交叉上核は、体内時計のリズムを発振するという意味で「発振体」とも呼ばれます（図②－2）。

図②-2　「発振体」がつくり出す体内時計のリズム

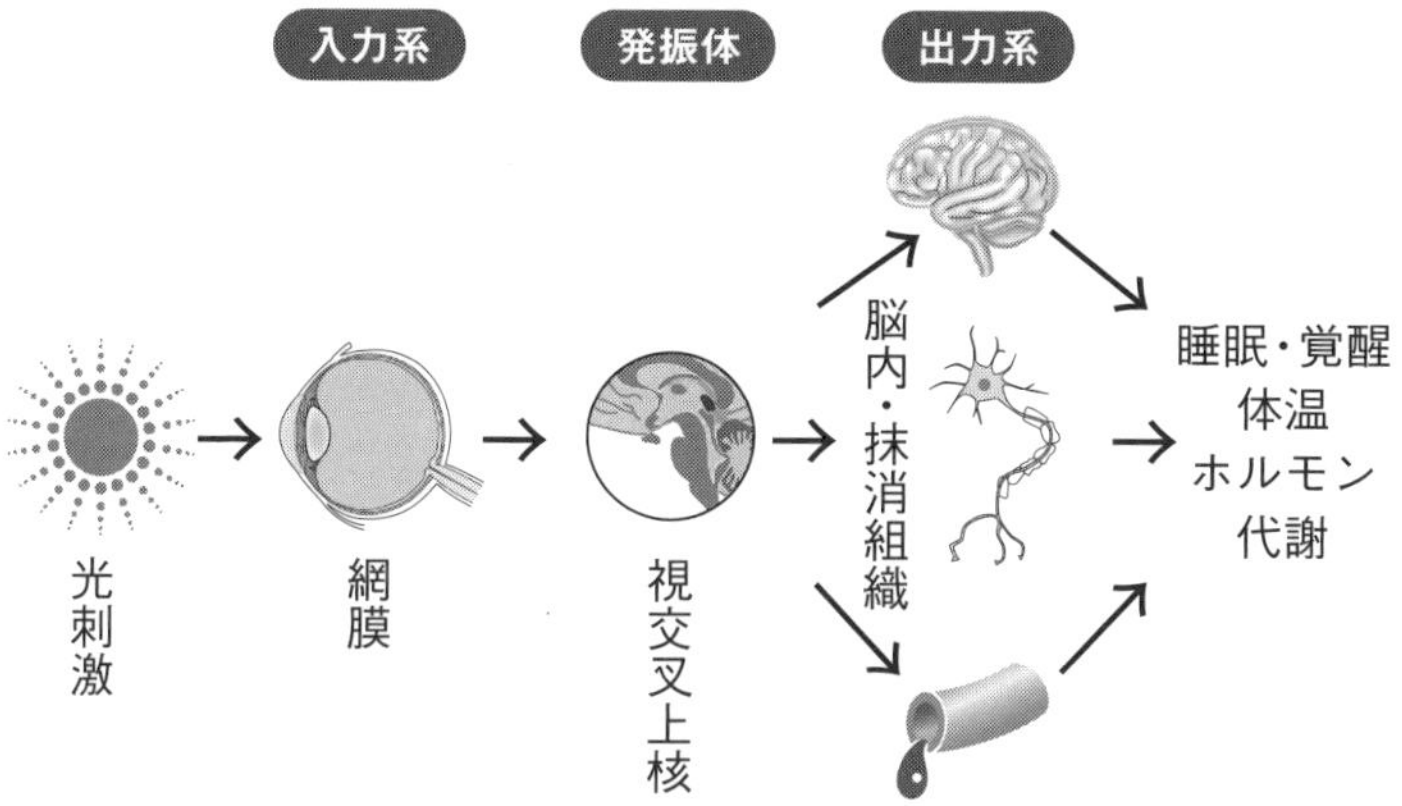

この発振体のつくり出すリズムは二十四・五時間の周期で、これでは毎日〇・五時間ずつずれていくため、光の刺激が目から入ることで二十四時間ちょうどの周期に調整されます。これを体内時計の「入力系」といいます。

体内時計の「入力系」には光刺激のほか、睡眠を促すホルモンのメラトニンや食事リズムなども関係しているといわれます。これについては後で説明しましょう。

視交叉上核で「発振」され、「入力系」により調整された体内時計のリズムは、脳時計や末梢時計のリズムを整え、そこで睡眠や覚醒、体温、ホルモン、代謝などへ働きかけます。これを体内時計の「出力系」といいます。

このように、体内時計は「発振体」「入力

系」「出力系」という三つの部分がうまく連携して体内リズムをつくり出しているわけですが、「遺伝」「環境」「生理的要因」の三つの要素により狂いが生じることもあります。

まず、「遺伝」とは時計遺伝子の異常のことで、この遺伝子が何らかの理由で損傷を受けると約二十四時間の周期が長くなったり短くなったりします。

一方、「環境」とは光や食事による刺激や、海外旅行による時差によるものを指し、「生理的要因」とは、たとえば老化による影響などを指します。歳をとると約二十四時間の周期は短くなっていくといわれています。

それらの要因で体内時計が狂うと、体調がおかしくなるだけでなく、不眠や肥満、メタボリックシンドロームのほか、アレルギー性疾患や炎症性疾患にかかってしまうほか、最悪の場合、がんなどの生命を左右する病気を招くこともあります。

起床時に光を浴びると、早寝早起きになる

光の刺激は体内時計の「入力系」を通じて睡眠に大きな影響を与えます。

図②-3　睡眠に大きな影響を与える光

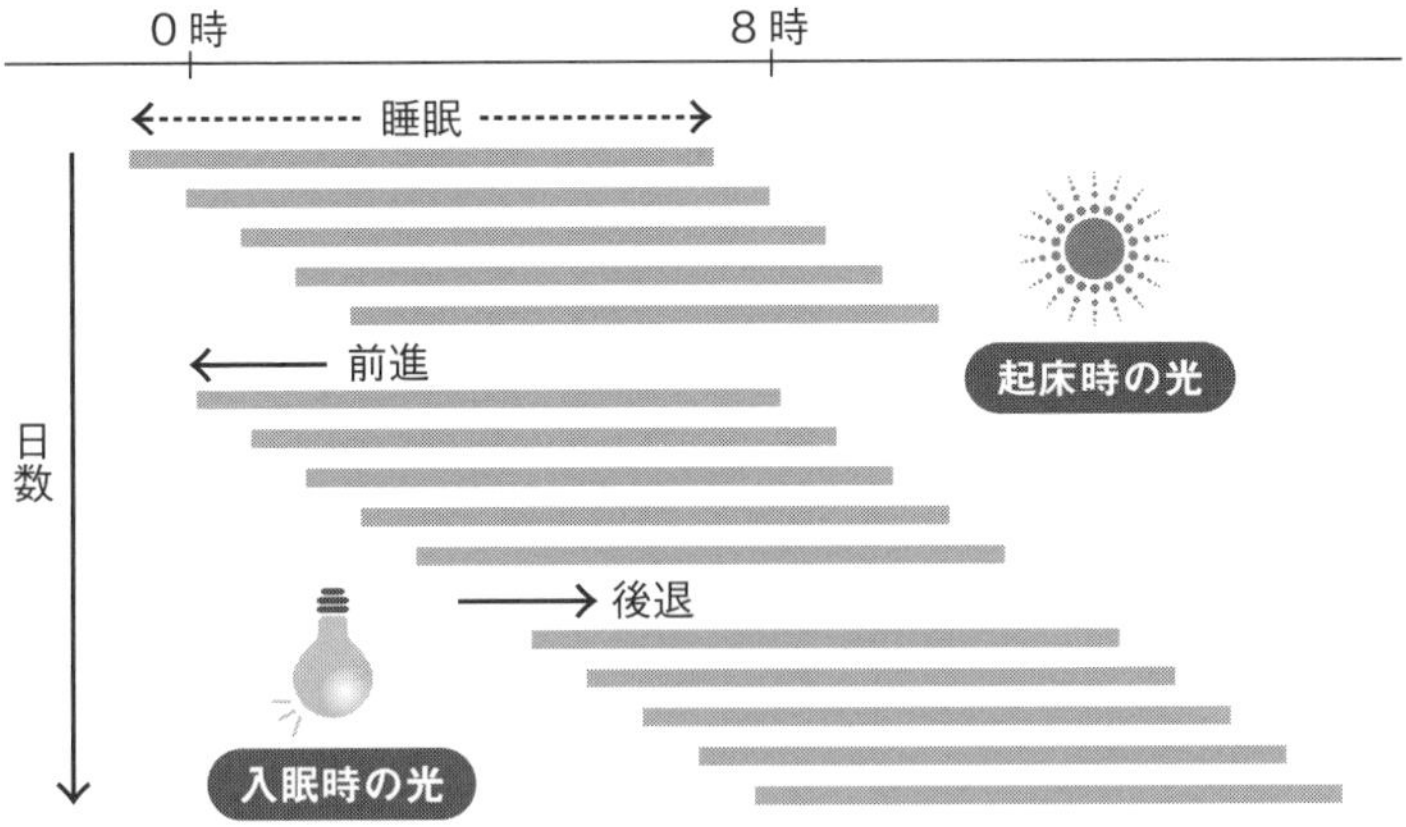

真っ暗な部屋の中で寝起きを行うと、就寝時間は日を追うごとに遅くなっていきますが、起床時に十分な光の刺激を与えると、就寝時間は定時になります。

一方、その反対に、入眠する直前に光の刺激を与えると、就寝時間は日を追うごとに遅くなっていきます（図②－3）。

つまり、朝起きたときに太陽の光をしっかり浴びるか部屋を明るくして光の刺激を与え、夜の就寝前には部屋を暗くすることで自然に早寝早起きとなるのです。

これは眠気をもたらすホルモン、メラトニンの働きによるもの。

起床時に光をしっかり浴びると、夜に十分な量のメラトニンが分泌されるということです。なお、就寝時間は早まっていく場合でも、遅くなっていく場合でも、一日あたり約二時間分の変化が限度といわれています。

夜に仕事をしている人、たとえば夜勤の多い看護師などで、朝に起きて夜に眠る生活ができない場合、仕事の時間に合わせた体内時計をつくることになります。しかし、睡眠中に光の刺激を避けにくいことから、どうしても「良い睡眠」をとることができず、常に体調が悪いという人も少なくないようです。

また、昼夜逆転の生活をしていると、乳がんになる確率が一般の人より高くなるという報告もあります。

一方、アメリカの証券会社のビジネスマンなどで海外取引など夜の時間帯に仕事をしている人は、仕事から帰るときにサングラスをかけて光の刺激を避け、帰宅後は部屋を薄暗くし、寝室は真っ暗にして体内時計をコントロールしていると聞きます。

これは、体内時計の「入力系」の仕組みを考えると、なかなかおもしろい対処法といえるでしょう。

光の刺激が睡眠ホルモン・メラトニンの分泌をＯＮ／ＯＦＦする

眠気をもたらすホルモン、メラトニンについてもう少し説明しましょう。

メラトニンは脳の松果体から分泌されるホルモンであり、その増減によって体内時計（視交叉上核）に働きかけ、覚醒と睡眠を切り替えます。

具体的には、食物に含まれるトリプトファンというアミノ酸から、体内でセロトニンを経て合成され、夜になると松果体から分泌されて眠気をもたらし、これが朝になると、光の刺激が目の網膜にあるメラノプシン細胞を刺激して体内時計（視交叉上核）に働きかけ、松果体のメラトニン分泌を止めます（図②－４）。

このような、メラトニン分泌のＯＮ／ＯＦＦにより、覚醒と睡眠が切り替わっているわけですが、その鍵となっているのは光の刺激です。

つまり、光の刺激があるとメラトニン分泌がＯＦＦになって目が覚め、光の刺激を無くして暗くするとメラトニン分泌はＯＮになって眠くなるのです。

図②-4　光の刺激と睡眠ホルモン・メラトニンの関係

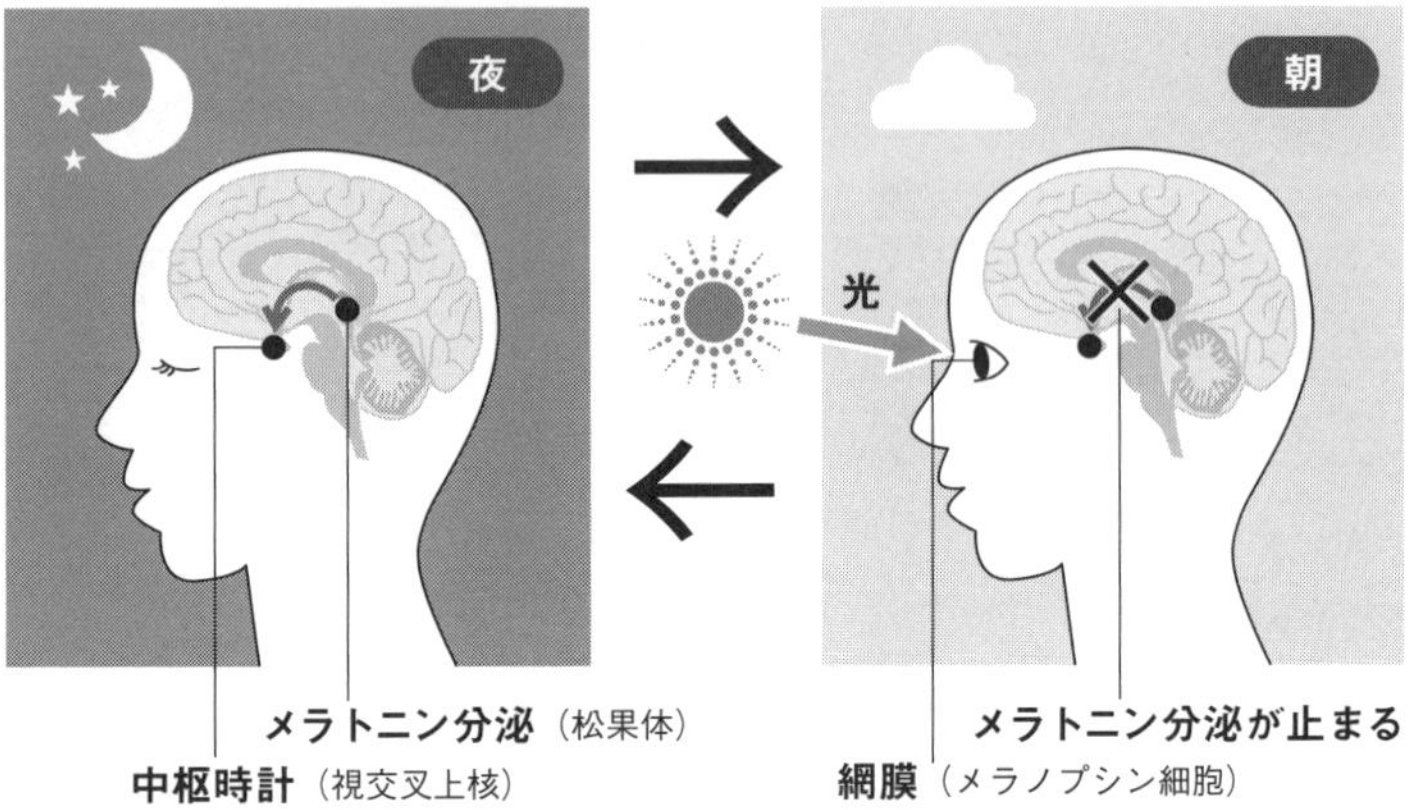

本章の冒頭で、太陽とともに起き太陽とともに眠るのが「良い睡眠」だと述べたのはこのことです。

しかし、現代は「二十四時間社会」ともいえる世の中であり、夜に遊び歩いたり、深夜営業の店で暴飲暴食をしたり、あるいは夜勤をしたりする人も少なくありません。

二十四時間営業のコンビニエンスストアやファミリーレストランなど、深夜でも便利な施設が充実しているため、どうしても生活習慣が乱れてしまいがちです。

そのように生活習慣が乱れてしまうと、夜遅くなっても明るい光にさらされたり、明るい時間帯に寝ることになったりすることになります。そのため、どうしても夜間に十分な

図②-5　さまざまな病気を生む生活習慣の乱れと現代型不眠

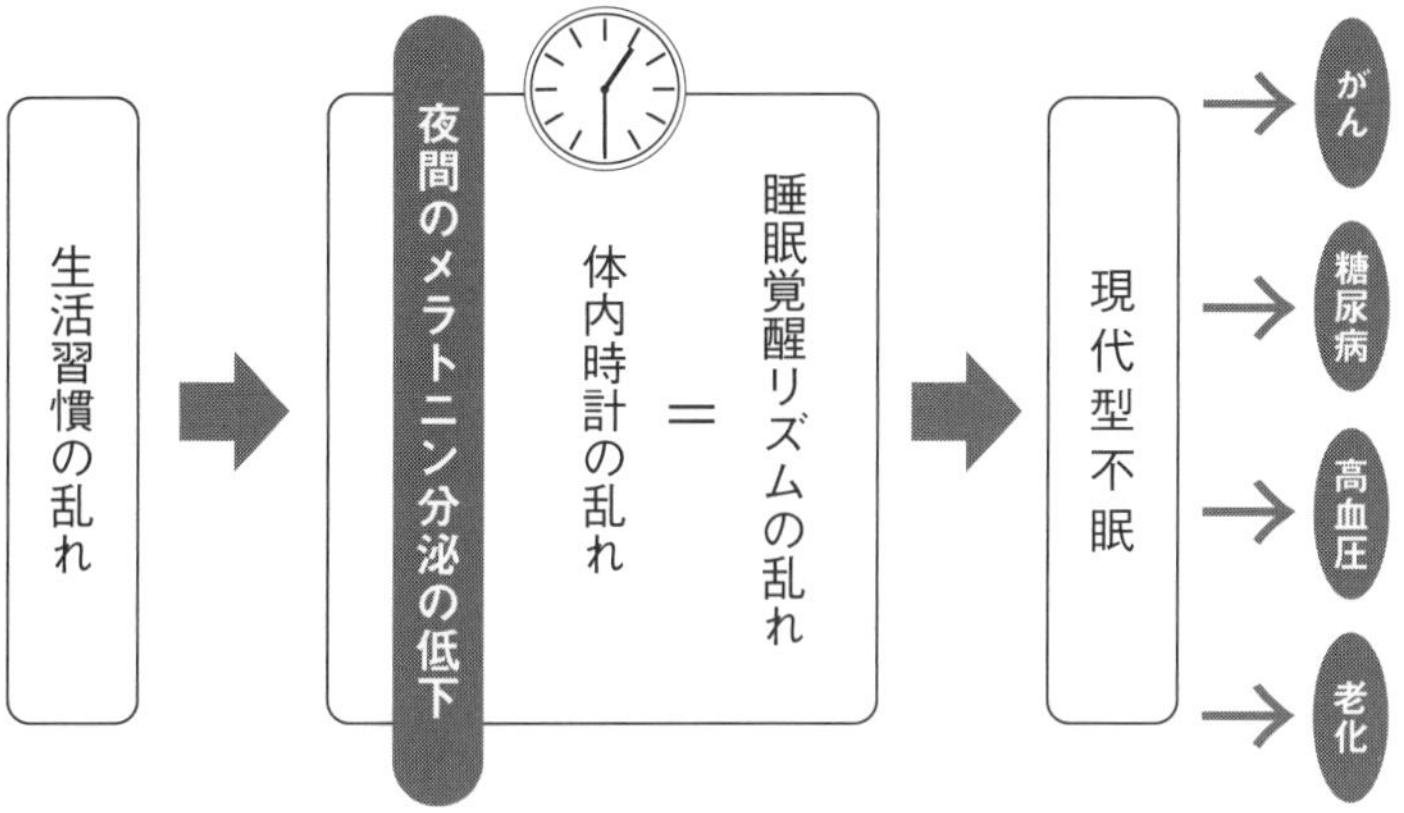

量のメラトニンが分泌されず、不眠傾向となります（図②－５）。

メラトニンには、抗酸化作用によって細胞の新陳代謝を促したり、抗がん作用を高めたり、疲れを取ったりする作用もあるため、生活習慣を整えて「良い睡眠」を取り戻すことは、これらの病気や老化の予防にもつながってきます。

体内時計を整えて「良い睡眠」を取り戻すには

光の刺激がメラトニン分泌をON／OFFすることを考えると、体内時計を整えて「良い睡眠」を取り戻す鍵は、光との付き合い方にあると分かります。

これはすでに説明したとおりですが、改めてここで詳しく触れておきましょう。

まず、朝起きたらカーテンを開けて日光を浴びること。冬などで暗いうちに起きる場合は部屋の灯りを全開にして明るい光を浴びます。この光の刺激によりメラトニン分泌が止まり、しっかりと目が覚めます。

そして、夜、家に帰ったら間接照明などで部屋をなるべく暗くして、テレビやパソコン、スマートフォンなどの画面を見ることもできれば避けます。

仕事を家に持ち帰る必要がある場合は、夜間ではなく、朝早く起きて作業するといいでしょう。そのほうが仕事の効率も上がるはずです。

私はどうしても済ませたい仕事がある場合は、やるべきことをチェックだけしておき、次の日の朝にすぐ着手できるように必要なものを机の上に置いておきます。

就寝時には、薄明かりでもメラトニン分泌が抑えられてしまうため、遮光カーテンなどを用いて寝室を暗くすることが大切です。これにより、メラトニンがしっかり分泌され、ぐっすり眠れます。

また、就寝前に読書をする人も多いと思いますが、三〇〇ルクスの電気スタンドの光でも一～二時間当たると夜間のメラトニン分泌が抑えられ、眠りが浅くなるということも覚えておいてください。一〇ルクスのロウソクの明かり程度の光でも、寝室で灯っているとやはりメラトニン分泌が抑えられ、眠りの質を低下させるので、これにも注意が必要です。

簡単にいえば、朝の光は「良い睡眠」を促し、夜の光は「悪い睡眠」をもたらすと考えればいいでしょう。

体内時計の発達と老化について

体のさまざまな働きが成長とともに発達し、やがて衰えて老化するように、体内時計にもまた発達と老化の過程があります。

そのうち、体内時計の発達は胎児のころから始まるので、母親の体内時計のリズムから受ける影響はとても大きいといえます。

母親の生活において、明暗のリズム、体温のリズム、食事のリズムなどが安定していないと胎児の体内時計も狂ってくるため、子どもの健全な成長を願うなら、母親は妊娠中から生活習慣を正すべきでしょう。

一方、体内時計の老化は時計遺伝子の糖化によって起きてきます。

糖化とはタンパク質に糖が結合して劣化することであり、老化とはすなわち全身の細胞が糖化することを意味します。

糖尿病の人が老化のモデルとされるのも、そのためです。血糖値が高いと全身の糖化のスピードが速くなり、白内障や骨粗しょう症、認知症、そしてがんなど、老化に伴う疾患にかかりやすくなるのです。

そして、各臓器の時計遺伝子もまたタンパク質なので、老化＝糖化による劣化が避けられません。

発振体（中枢時計）となる視交叉上核は老化の影響を比較的受けにくいのですが、それ

グラフ②-3　年齢とメラトニン分泌量の関係

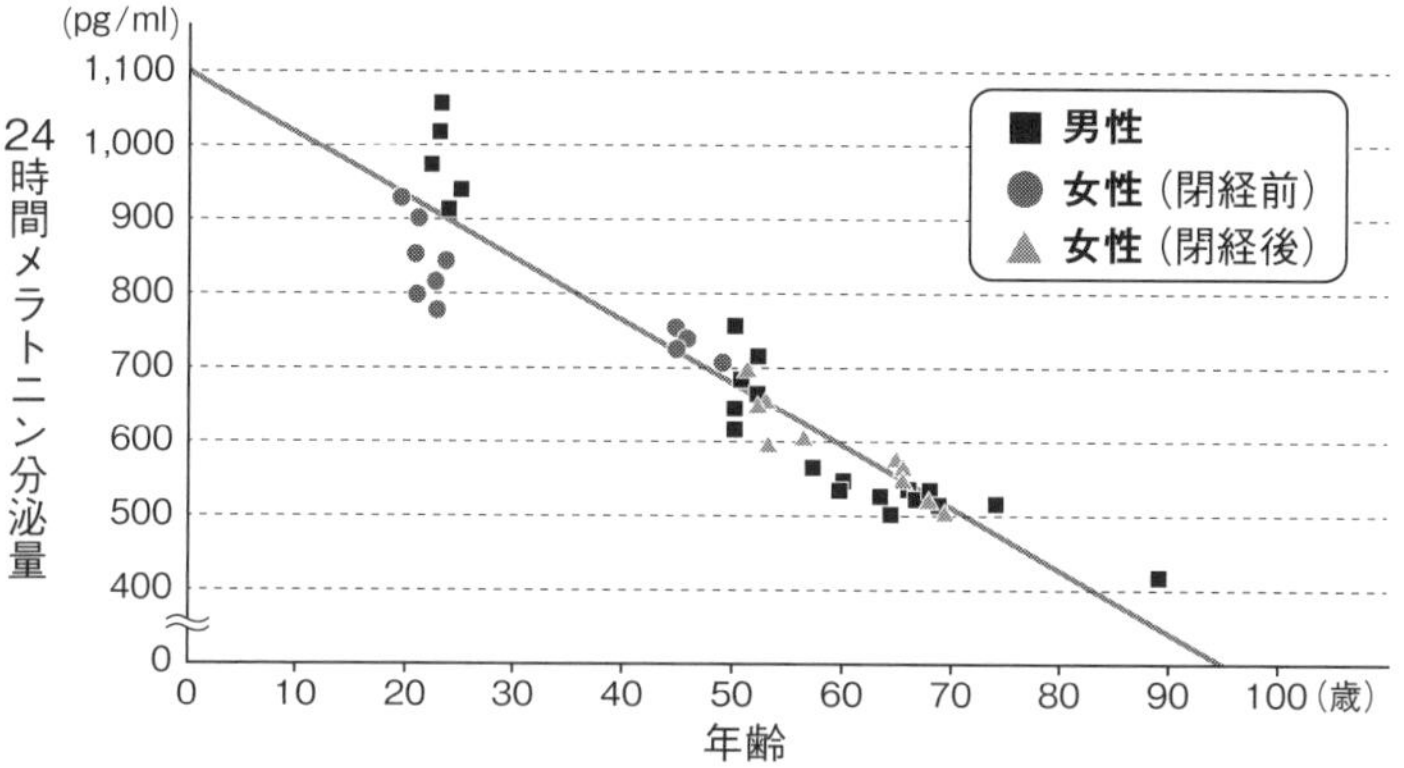

＊「Biol Psychiatry」21（Nair NP et al）を基に作成

でもなお老化は避けられず、発振周期の短縮が起きてきます。成人の場合、二十四・五時間の周期であったものが、歳をとると徐々に二十四時間の周期になるのです。

また、視交叉上核がそのように老化すると光の刺激に反応しにくくなるため、朝の光を浴びても目が覚めにくくなったり、夜の時間帯に明かりを控えてもよく眠れなかったりします。

年齢別にメラトニンの分泌量を見てみると、一日のうちに分泌されるメラトニンの総量は歳をとるごとに減っていくのが分かります（グラフ②－3）。子どものころはコテンと眠りに落ちたのに、大人になるとなかなか眠れないのはこのためです。

夜、なかなか眠れない人で、先に挙げた体内時計を整える方法を試してみても依然として眠れない場合は、老化によってメラトニン分泌そのものが減少している可能性も考えてみましょう。

老化による不眠はある程度仕方のないことです。個人的には、睡眠導入剤などで無理に寝ようとする必要はなく、環境をなるべく整えることによって、眠れるときに寝ればいいと考えます。

「悪い睡眠」の大きな原因となる睡眠時無呼吸症候群

老化による不眠を別にすれば、「悪い睡眠」を「良い睡眠」に変えるには、ここで述べてきた対処法で体内時計を整えることで、かなりの成果を見るはずです。

しかし、体内時計を整える生活を心掛けたとしても、「悪い睡眠」のすべての原因がそれで改善されるわけではありません。特に、「悪い睡眠」の原因として、体内時計の問題以上に注目すべきは「睡眠時無呼吸症候群」という疾患です。

いびきは睡眠時無呼吸症候群の症状の一つですが、これはそばにいる人がうるさいだけでなく、「悪い睡眠」の原因にもなり、最悪の場合、生死にも関わってきます。

しかし、一般には命に別状のない疾患と考えられているため、治療されることなく見過ごされることの多いのが現状です。

この睡眠時無呼吸症候群は、歯のかみ合わせにも関係が深く、歯科医が大いに寄与できる分野です。

次章では、歯科医の立場から、「悪い睡眠」の大きな原因となる睡眠時無呼吸症候群について詳しく説明しましょう。

歯科医が教える本当の話❶

歯周病は放っておくと、全身疾患へとつながっていく

◎国民の8割が歯周病に感染

推定患者数6000万人といわれる歯周病。歯周病を引き起こす歯周病菌の感染者に至っては、国民の約80％を占めるとされます（厚労省2011年調査）。

しかも、その歯周病菌を飲み込むと、腸内細菌叢が変化して、私たちの生体防御機構である免疫応答に影響を及ぼすことが明らかになりました。新潟大学の研究者の実験によると、歯周病原細菌であるジンジバリス菌をマウスに投与したところ、腸内細菌叢の乱れによって全身的な炎症が引き起こされたというのです。

免疫機能が低下すれば、当然、さまざまな感染症やがんなどのリスクが高まります。

◎糖尿病を悪化させる原因にも

それだけではありません。歯周病菌は免疫機構から逃れて生き延びるため、歯周組織の細胞内部に侵入し、その栄養を取り入れながら棲息します。歯周病菌に侵入された細胞の機能は障害され、歯周組織は破壊されます。これが歯周炎ですが、その病巣由来の炎症性物質TNF‐α（炎症性サイトカイン）が血流にのって全身をめぐると、糖尿病などを悪化させるというのです。

歯周病は「サイレント・ディジーズ」（静かなる病気）と表現され軽く見られがちですが、本当は恐ろしい病気なのです。

第 2 章

「悪い睡眠」の
原因となる
睡眠時無呼吸症候群
（SAS）

睡眠時無呼吸症候群（SAS）とはどんな疾患か

「悪い睡眠」の大きな原因となる睡眠時無呼吸症候群については、いびきとの関連で耳にしたことのある人がいるかもしれません。

いびきというと、そばに寝ている人が迷惑だとか、よその家へ泊まるときに恥ずかしいといったことが話題になりがちですが、それ以上に大問題なのが「悪い睡眠」に直結することなのです。本人は普通に寝ているつもりでも、「悪い睡眠」になってしまっているのです。

睡眠時無呼吸症候群による「悪い睡眠」は、最悪の場合、生死にも関わってくるため、「いびきくらい」と高をくくっていると取り返しのつかないことになるでしょう。

では、睡眠時無呼吸症候群とは、どんな疾患なのでしょうか。

睡眠時無呼吸症候群は、英語では「Sleep Apnea Syndrome」と書き、その頭文字から「ＳＡＳ」とも呼ばれます。簡単にいえば、睡眠中にしばしば、一時的に呼吸が止まる無呼吸になったり、呼吸量が減る低呼吸になったりする疾患のことです。

睡眠時無呼吸症候群（ＳＡＳ）の診断においては、一〇秒以上呼吸が止まったものを無呼吸状態とみなします。

また、呼吸量の明らかな減少に加え、「動脈血酸素飽和度（SpO_2）」が三～四パーセント以上低下した状態があったり、息苦しくて目が覚めてしまったりする場合、それを低呼吸状態とみなします。

なお、動脈血酸素飽和度（SpO_2）とは、動脈血の赤血球中のヘモグロビンのうち酸素と結合しているものの割合を指すもの。言い換えれば、血液にどれくらい酸素が溶け込んでいるかということであり、その低下は呼吸量の減少を意味します。

睡眠時無呼吸症候群（SAS）の重症度

睡眠時無呼吸症候群（ＳＡＳ）の症状の重さ、軽さは、睡眠一時間あたりの無呼吸（Apnea）と低呼吸（Hypopnea）の合計回数で判断します。

その回数を「AHI（Apnea Hypopnea Index）」といい、日本語では「無呼吸低呼吸指数」といいます。このAHIという指数が高ければ、睡眠時無呼吸症候群（SAS）はより重症ということです（表③－1）。

現在、睡眠時無呼吸症候群（SAS）の診断と治療に関するガイドラインでは、AHIが五～一四を軽症、一五～二九を中等症、三

表③- 1　睡眠時無呼吸症候群（SAS）の重症度分類

軽症	AHI　5～14
中等症	AHI　15～29
重症	AHI　30～

●「AHI」は、無呼吸と低呼吸の1時間あたりの合計回数

○以上を重症と定義しています。

睡眠時無呼吸症候群（SAS）の原因は？

睡眠時無呼吸症候群（SAS）はその重症度とは別に、原因の違いから、閉塞性睡眠時無呼吸症候群（OSAS）と中枢性睡眠時無呼吸症候群（CSAS）に分類されます。

図③-1　閉塞性睡眠時無呼吸症候群（OSAS）で起きる気道の閉塞

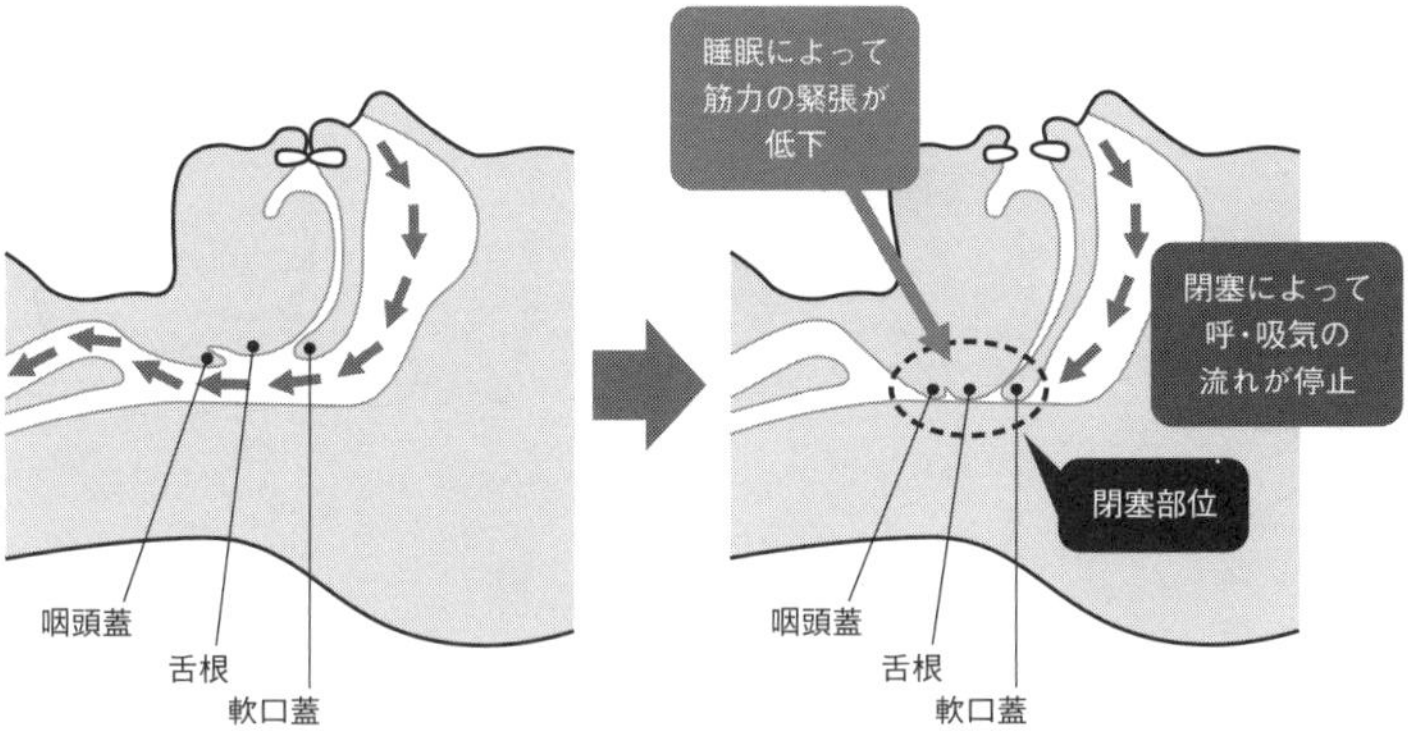

覚醒時の正常な気道　**睡眠中に閉塞した気道**

このうち閉塞性睡眠時無呼吸症候群（ＯＳＡＳ）とは、睡眠中に舌の奥の部分の舌根《ぜっこん》が上気道のほうへ落ち込んでふさぐようになり呼吸を妨げるものを指します。場合によっては、軟口蓋《なんこうがい》や咽頭蓋《いんとうがい》もともに上気道をふさぐことがあります（図③－１）。

このとき、舌根などが完全に上気道をふさいでいれば無呼吸となり、完全にふさいでいなければ低呼吸となるわけです。

狭くなった上気道を息が通るときに、そのふさいでいる部分を振動させて生じた音がいびきです。よく、大きないびきがピタッと止まり、しばらく後にまたいびきをかきはじめることがありますが、その止まっているときに無呼吸になっていると思われます。

図③-2　OSASの診断に用いられる「マランパチ分類」

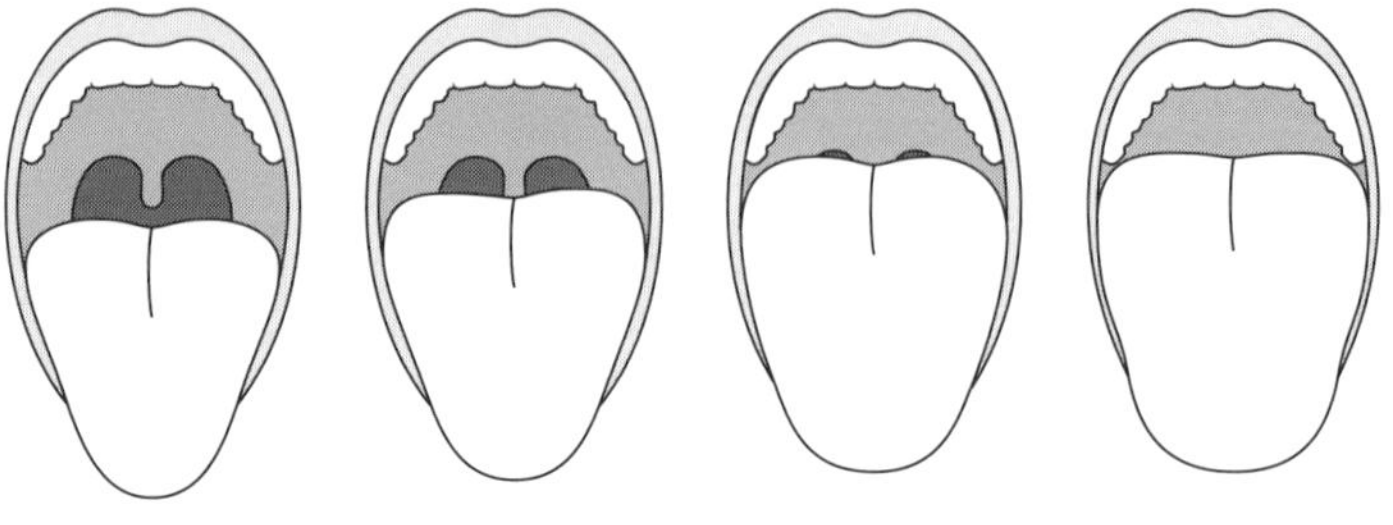

Ⅰ類は口蓋垂が見える状態、Ⅱは口蓋垂の先端が見えない状態、Ⅲは口蓋垂の基部がかろうじて見える状態、Ⅳは口蓋垂がまったく見えない状態。

なお、OSASの診断に「マランパチ分類」（図③－2）が用いられることがあります。

　マランパチ分類とは、イスに座った患者さんに、声を出さず口を開け、舌をできる限り前に突き出してもらい、口蓋垂《こうがいすい》（いわゆるノドチンコ）の状態がⅠからⅣのどの分類にあるかを診るものです。Ⅰ類は口蓋垂が見える状態、Ⅱは口蓋垂の先端が見えない状態、Ⅲは口蓋垂の基部がかろうじて見える状態、Ⅳは口蓋垂がまったく見えない状態で、Ⅲ・Ⅳ類の状態だと、OSASにかかっている確率が二倍になります。

　一方、中枢性睡眠時無呼吸症候群（CSAS）は、脳の呼吸中枢の異常により睡眠中に脳から呼吸の指令が出なくなって起きるもので、上気道にも肺にも異常はありません。上気道は開いているのに呼吸が止まるのです。閉塞性睡眠時無呼吸症候群（ＯＳＡＳ）の場合、体は呼吸しようとするので胸部や腹部は動きますが、中枢性睡眠時無呼吸症候群（ＣＳＡＳ）では、そもそも体が呼吸をしようとしないので胸部や腹部は動きません。

睡眠時無呼吸症候群（ＳＡＳ）のほとんどは前者の閉塞性のものであり、中枢性のものは全体の一〜二パーセント程度にとどまります。

閉塞性睡眠時無呼吸症候群（ＯＳＡＳ）の場合、病院では耳鼻咽喉科を受診することになりますが、実は歯科の領域でもあります。というのは、これは口腔内の問題であり、歯科はその口腔内の専門家であるからです。

歯科医である私が閉塞性睡眠時無呼吸症候群（ＯＳＡＳ）を積極的に診るようになったのは、長いお付き合いをすることになる歯科の患者さんを、口腔内へのアプローチを通して、さまざまな疾患から守りたいという思いからです。

また、睡眠中の無呼吸や低呼吸が歯周病の一つの原因ではないかという推測から、閉塞性睡眠時無呼吸症候群（ＯＳＡＳ）の改善が歯周病の改善にもつながると考えており、今後、その臨床を重ねていくなかで、その部分も明らかにしていきたいと考えています。

なお、これ以降、本書では、睡眠時無呼吸症候群については「SAS」の略称を、閉塞性睡眠時無呼吸症候群については「OSAS」、中枢性睡眠時無呼吸症候群については「CSAS」の略称をそれぞれ用いることにします。

OSAS（閉塞性睡眠時無呼吸症候群）の症状

成人のOSASにおける睡眠中の症状としては、いびき、無呼吸、呼吸が乱れて息苦しさを感じる、むせる、ひんぱんな寝返り、何度も目が覚める、覚醒（お手洗いに起きるなど）、寝汗などが挙げられます。

また、起床時には、口の渇き、

表③-２　OSASの自覚症状・他覚症状

症状・徴候	発現頻度（%）
いびき	93
無呼吸の指摘	92
日中の過剰睡眠	83
夜間体動異常	54
熟睡感の欠如	51
全身倦怠感	51
夜間頻尿	40
夜間呼吸困難感	38
起床時の頭痛	35
夜間覚醒	35
集中力の低下	28
不眠	19

＊「循環器領域における睡眠呼吸障害の診断・治療に関するガイドライン」（「Circulation Journal」74）を基に作成

頭痛、熟睡感がない、すっきり起きられない、体が重いなどの症状があり、日中は、強い眠気、だるさ、倦怠感、集中力の低下などの症状が見られます。これらはすべて、睡眠中に十分な呼吸ができていないことによるものであり、言い換えれば、ＯＳＡＳによる「悪い睡眠」の結果です。

ＯＳＡＳの自覚症状と他覚症状（他者が気づく症状）について調べたデータによると、ＯＳＡＳの人の九割にはいびきや無呼吸があり、それによりぐっすり眠れないために、八割の人は日中に寝てしまうことが分かります（表③－２）。

子どものＯＳＡＳは胸郭の変形を招く

また、ＯＳＡＳは子どもがかかることもあります。

大人のＯＳＡＳでは舌根の落ち込みが原因となるのに対し、子どもでは口蓋垂の裏側にある咽頭扁桃《いんとうへんとう》やノドの入口部分にある口蓋扁桃《こうがいへんとう》の肥大が主な原因となります。それらの肥大により睡眠時の呼吸が困難になるわけです。

もし、あなたにお子さんがいて、睡眠中にいびきをかいているなら、パジャマの胸をはだけてみてください。OSASがある場合、息を吸おうとするときに胸が呼吸に伴ってへこみます（写真③－1A）。

胸がへこむのは、息を吸おうとして胸腔（胸郭に囲まれた肺や心臓を収めている空間）が陰圧になっているのに、ノドがふさがっていて実際には息が吸えないからです。成長途上の子どもの骨格は柔らかいため、このような状態が繰り返されると、胸郭が変形したまま元に戻らなくなることがあります（写真③－1B）。

写真の子どもの口腔内を見ると、左右から大きく肥大した口蓋扁桃が見えます。さらに、口からは見えませんが、レントゲンで確認するとアデノイドの肥大も確認できます。これでは、睡眠中に呼吸が止まってしまうのも無理はありません（写真③－1C）。

子どもがOSASになると、いびきに加え、成長発育不全、夜尿、多動、注意散漫などの症状も現れます。

こういった扁桃肥大による子どものOSASについては、多くの場合、手術による肥大部分の切除が行われます。手術後のレントゲン写真を見るとアデノイドによって狭くなっていた上気道が広くなっていることが分かります。

写真③-1　OSASによる子どもの胸郭変形

A：漏斗状になる

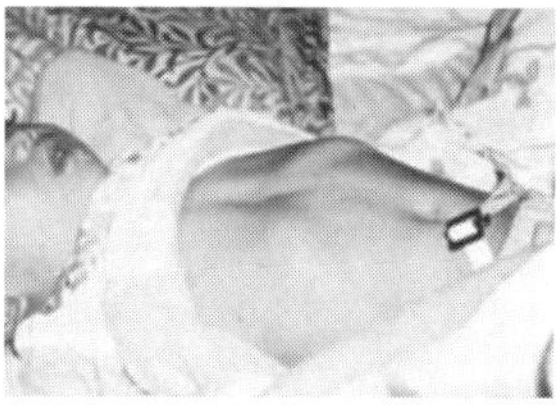

↓ 息を吸う

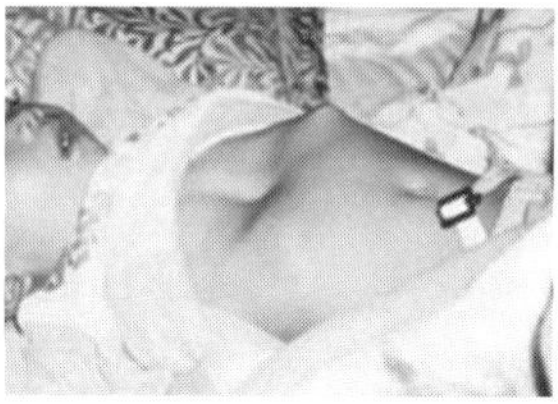

B：漏斗状胸で胸郭変形

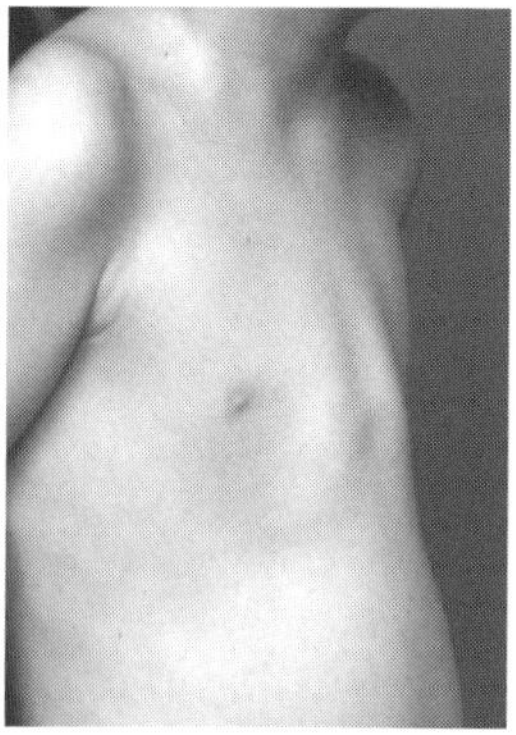

C：口蓋扁桃とアデノイド

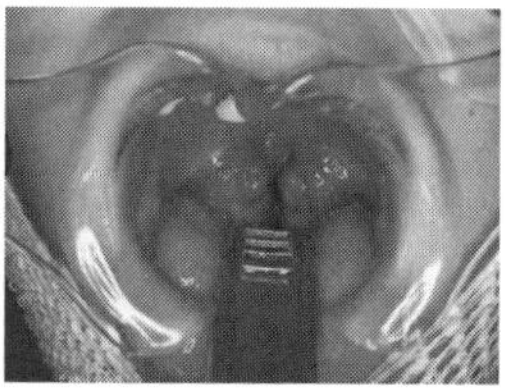

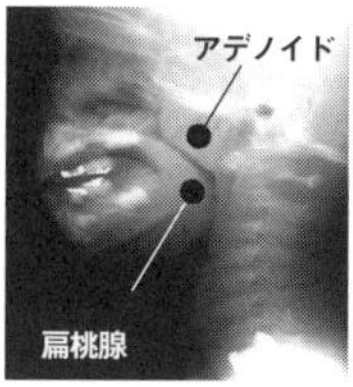

扁桃腺手術前

→

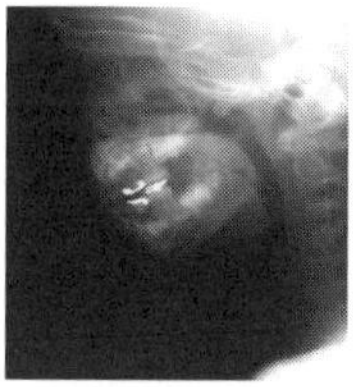

扁桃腺手術後

＊写真提供：宮崎総一郎中部大学特任教授・日本睡眠教育機構理事長

ここではレントゲン写真を掲載しましたが、口腔内の目視と症状の確認だけでも、扁桃の肥大によるＯＳＡＳかどうかの判別は十分可能です。

家庭でもできる「池尻式ＳＡＳ簡易検査法」

舌根の落ち込みによる大人のＯＳＡＳについては、私の考案した「池尻式ＳＡＳ簡易検査法」で容易に判別できます。

これを歯科医院で行う場合、チェアを倒して、患者さんには普通に上下の歯をかみ合わせた状態で、くちびるを閉じて鼻呼吸をしてもらいます。このとき、患者さんの息のしやすさの程度を確認します。

次に下あごを前に突き出し、上下の前歯を合わせるか、下の前歯を上の前歯よりも前に出してかみ合わせ、そのままの状態でくちびるを閉じて鼻呼吸をしてもらいます。このとき、先ほどと比べて息がしやすくなっていればＯＳＡＳの可能性があります（図③－３）。

あごを前へ突き出すと舌根が落ち込みにくくなるため、横になったときに舌根が上気道

図③-３　池尻式SAS簡易検査法

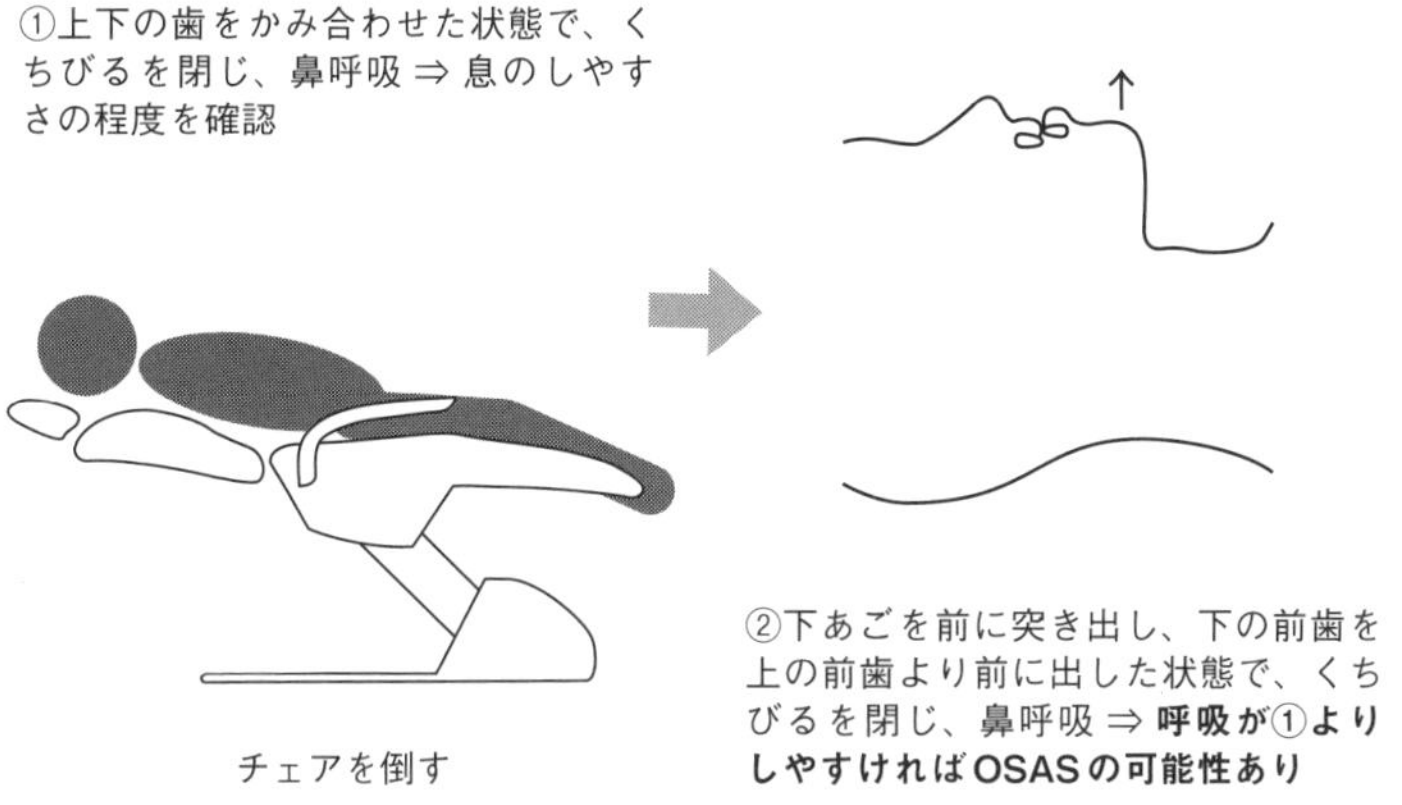
①上下の歯をかみ合わせた状態で、くちびるを閉じ、鼻呼吸 ⇒ 息のしやすさの程度を確認
チェアを倒す
②下あごを前に突き出し、下の前歯を上の前歯より前に出した状態で、くちびるを閉じ、鼻呼吸 ⇒ **呼吸が①よりしやすければOSASの可能性あり**

を狭めているかどうかが、この方法で判別できるわけです。これは誰でも簡単にできるので、自宅でも就寝前などに横になってやってみるといいでしょう。

息のしやすさに変化のない場合、ＯＳＡＳの可能性は低いということになりますが、これはあくまで簡易検査法であり、正確に診断するには睡眠中の呼吸の状態を調べる必要があります。これについては第5章で説明します。

なお、脳の呼吸中枢から呼吸の指令が出なくなって起きるＣＳＡＳ（中枢性睡眠時無呼吸症候群）の場合は、舌根の落ち込みが関係しないため、睡眠時に無呼吸があったとしても、この検査法において呼吸のしやすさに差は生じません。

睡眠中の酸素不足が生活習慣病の原因に

ＯＳＡＳの人は、家族などいびきを指摘してくれる身近な人がいない場合、自分が睡眠中に無呼吸や低呼吸になっていることに気づかないケースも多いようです。

ＯＳＡＳになると、睡眠時間は十分であっても、起床時に頭痛があったり、頭重感や倦怠感、集中力や記憶力の低下、日中に強い眠気を感じたり、居眠りをしてしまうなどの症状が現れます。これらの症状に心当たりがあれば、ＯＳＡＳを疑うべきでしょう。

あるいは、体内時計の狂いなどの理由で「悪い睡眠」になっている可能性もあり、その場合は生活環境の見直しが必要となります。

ＳＡＳ（ＯＳＡＳならびにＣＳＡＳ）の人は、たとえ自覚症状がないとしても、生活習慣病のリスクを抱え込んでいると考えてください。

これは当たり前のことです。無呼吸や低呼吸により血液中の酸素が減っている状態は、全身の細胞に十分な酸素が行き渡らないということであり、それでは体の各所の臓器、器官は正常に働きません。

先ほど、歯周病がＳＡＳに関係する可能性に触れましたが、これも同じことです。

歯周病は歯の周りの骨や歯肉（歯周組織）に異常をきたす疾患ですが、睡眠中、ＳＡＳにより血液中の酸素が減ると歯周組織の働きが正常にいかず、歯周病になりやすくなる、と私は推測しています。

「悪い睡眠」が腎臓病や肝炎を引き起こす

生活習慣病のリスクについては、睡眠中の呼吸が正常な人に比べてＳＡＳの人は、一・五倍、糖尿病になりやすく、二倍、腎臓病と高血圧になりやすく、三倍、心臓病になりやすく、四倍、脳血管障害にかかりやすいといわれています（グラフ③－１）。

このうち腎臓病については、腎臓の機能がほとんどなくなる末期の腎不全になる可能性が、正常な人に比べて一・九四倍に及ぶというデータもあり、米国睡眠医学会の発行誌で

グラフ③-1　OSASによる生活習慣病のリスク

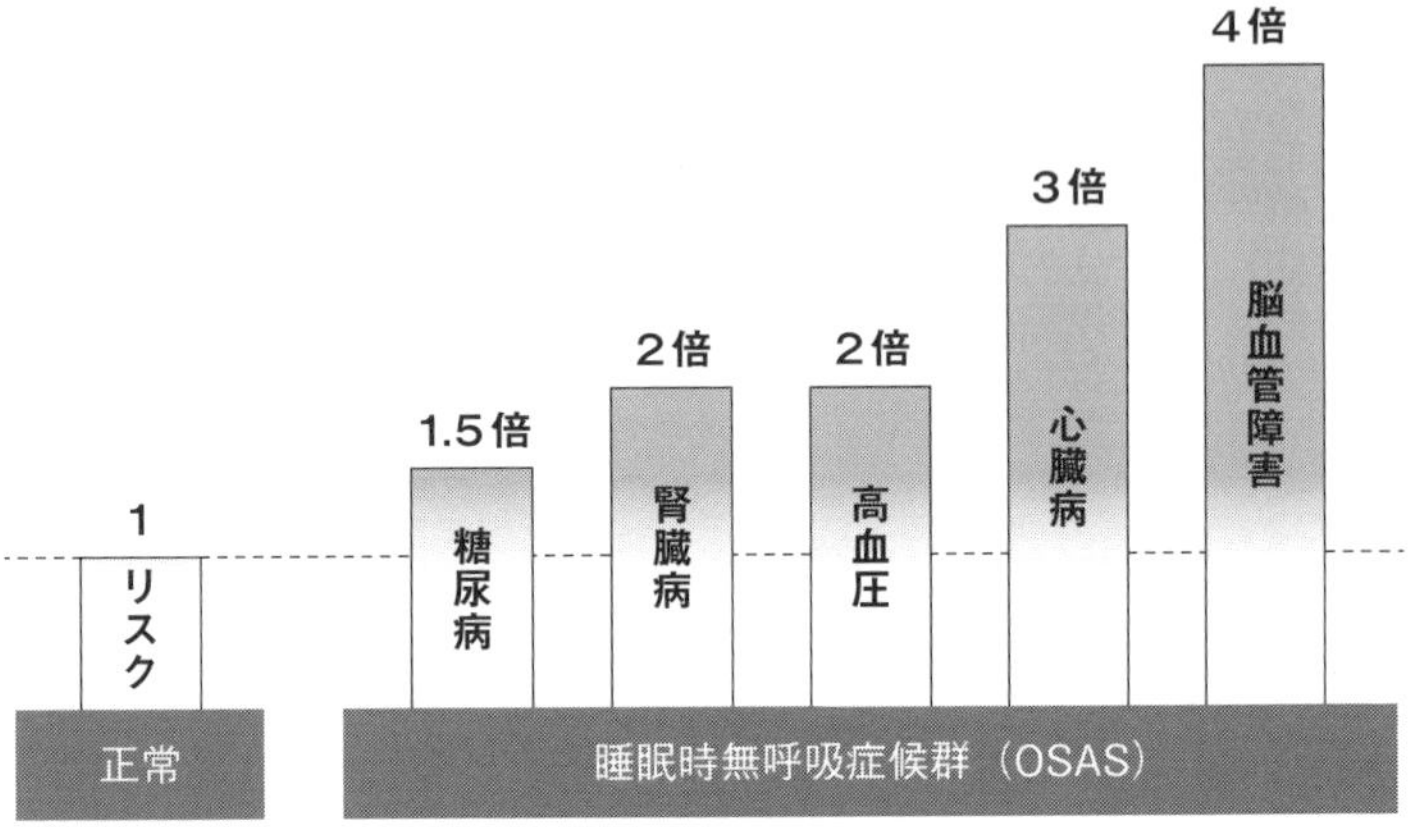

は、その研究を行ったグループが、「ＳＡＳが確認される人は腎機能の検査が必要だ」と指摘しています。

また、ＳＡＳの人は肝炎になりやすいともいわれます。

睡眠時間が六時間以下の人に、脂肪肝の有病率の高いことが分かっていますが、慶応義塾大学保健管理センターの横山裕一准教授によると、これは短い睡眠によって食欲増進ホルモンのグレリンが増加し、その反対に食欲抑制ホルモンのレプチンが減少するために、どうしても食欲が亢進し、その結果、脂肪肝が形成されるのではないかと考えられるからだといいます。

一方、睡眠時間が長い人の中には、ＳＡＳ

罹患者が含まれていると、横山准教授は見ているといいます。ＳＡＳでは、夜間の酸素飽和度が低く、肝臓での脂肪酸化が不十分となり、脂肪肝形成を促進すると考えられるからです。

その脂肪肝の程度が進むと肝臓に炎症が起き、非アルコール性脂肪肝炎（ＮＡＳＨ）へと進行します。これは自覚症状がほとんどない疾患であるため放置されやすく、そのままいくと肝機能が著しく低下し、肝硬変へ進むことになります。

さらに、ＳＡＳにより睡眠中に血液中の酸素が十分な量を保てない場合、認知症のリスクが高まるというデータも出ています。

カリフォルニア大学が認知症症状のない六十五歳以上の女性二百八十九名を対象に五年間の追跡調査を行ったところ、ＳＡＳが確認された人のうち四四・八パーセントが認知症を発症しており、これはＳＡＳでない人の約二倍の発症率でした。

脳に十分な酸素が行き渡らないのですから、当然の結果ともいえます。

さらに脳の問題ということでは、発達障害やうつ病などもＳＡＳに関係していると考えられます。

SASはこのようにして心不全を引き起こす

全身が必要とするだけの血液を心臓が送り出せない状態を心不全といいますが、この心不全を患った人のうちOSASを併発している人は一九パーセント、CSASを併発している人は三二パーセントにも達していることが分かっています。

つまり、SASと心不全は深い関係があるということです。このうち、OSASが心不全を引き起こす仕組みは次のように考えられています（図③－3）。

①上気道がふさがる

舌根の落ち込みにより上気道がふさがります。

②吸気時の呼吸筋運動により胸腔内が陰圧になる

上気道がふさがっていても、体は呼吸をしようとします。息を吸うときに胸郭とその内側の空間（＝胸腔）は広がりますが、上気道がふさがっていると胸腔内は大気圧よりも低い陰圧になります。

③全身から戻ってくる静脈血の量が増える

胸腔内が陰圧になると、胸腔外のものを引き込む働きが強くなるため、全身から心臓へ戻ってくる静脈血の量が増えます。

④心室中隔は左心室の方向へ張り出す

増加した静脈血が心臓の右心室へ流れ込むと、それに押されるようにして、右心室と左心室をさえぎる心室中隔が左心室の方向へ張り出します。

図③-３　OSASが心不全を引き起こす仕組み

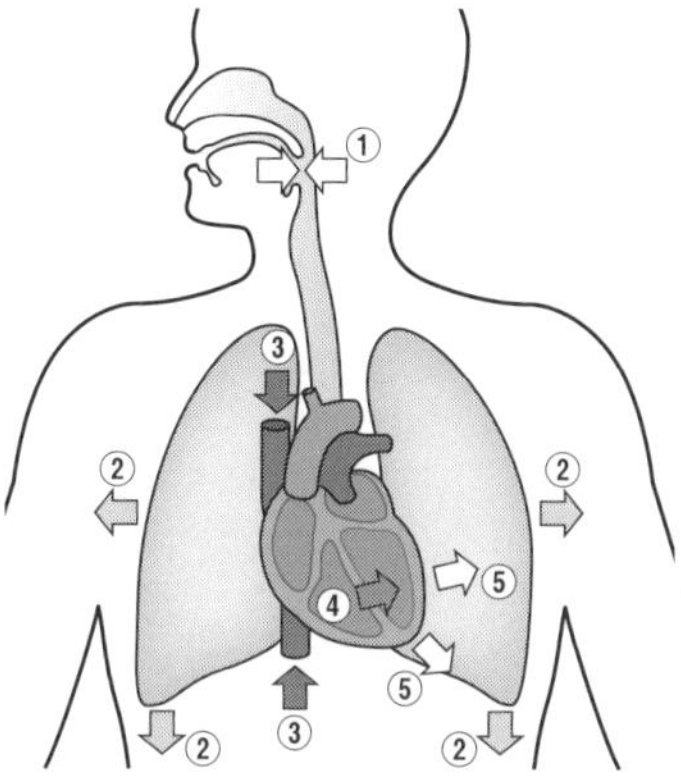

⑤左心室に対する心臓の外からの陰圧は、動脈血を送りだすときの収縮に対する障害となり、心機能が低下する

左心室は、④で右心室側から圧力がかかる一方で、心臓の外側（胸腔内）が陰圧になっているために収縮しにくくなります。その収縮しにくい状態のまま、全身へ動脈血を送りだそうと収縮するため無理がかかり、結果的に心機能が低下します。（以上、参考「循環器領域における睡眠呼吸障害の診断・治療に関するガイドライン」）

複雑に思えますが、簡単にいえば、呼吸の異常によって胸の中の圧力が普段と違う変動の仕方をするために、心臓に負担がかかってしまうということです。

これはＯＳＡＳが心不全を引き起こす仕組みですが、一方のＣＳＡＳは心不全の結果として起きることが多く、そこからさらに、ＣＳＡＳが心不全を悪化させるという悪循環に陥ります。

「悪い睡眠」による夜間突然死のリスク

ＳＡＳによる「悪い睡眠」はまた、夜間突然死を招くこともあります。

血液にどれくらい酸素が溶け込んでいるかを示す動脈血酸素飽和度（SpO_2）は九八パーセントほどが正常値とされますが、たとえば手術中などにこの値が九〇パーセント以下に

グラフ③-2　OSAS患者の９年後の生存率

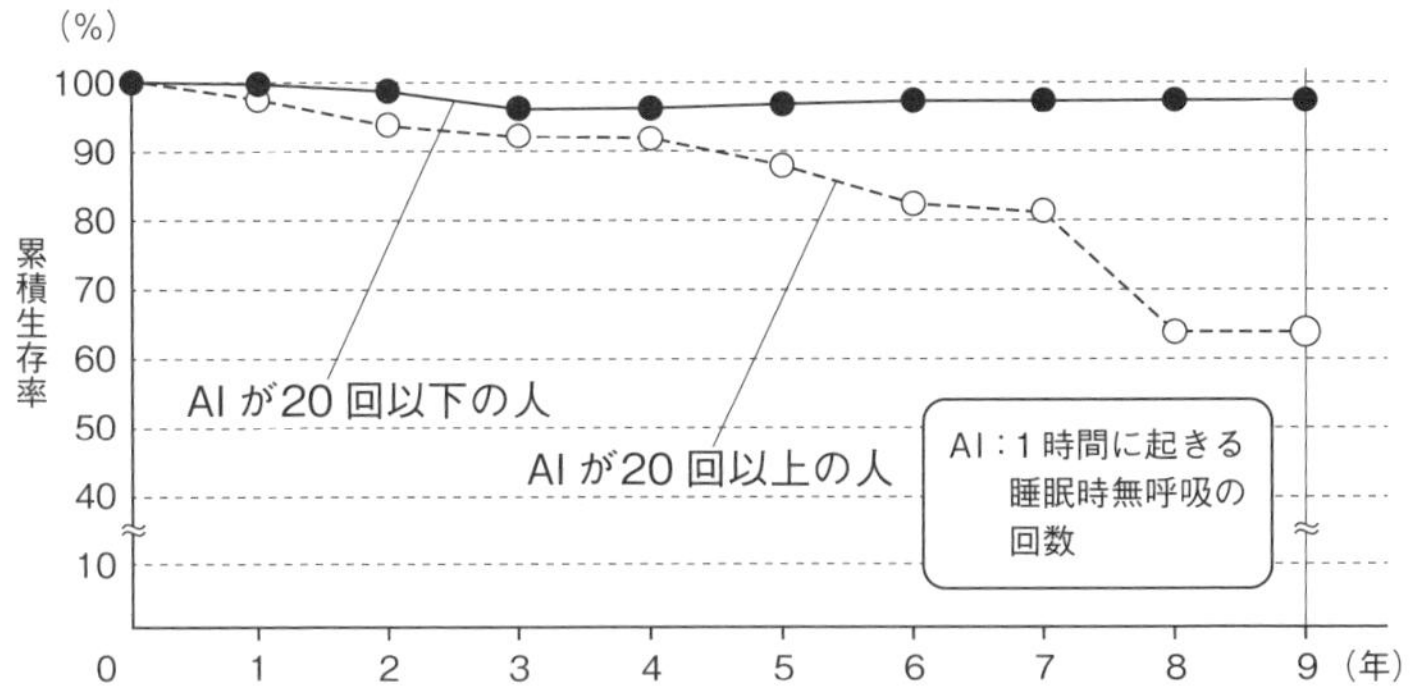

●調査対象：無治療のOSAS患者246名（AI 20回以上104人、20回以下142人）

＊「Chest,94」（He,J. et al）を基に作成

なると、医師たちは「何か異常が起きているのか」と緊張して対応します。

動脈血酸素飽和度（SpO_2）の値を高い状態に保つのはそれくらい大事なわけですが、私がこれまでに診たSASの患者さんの中には、これが睡眠中に二七パーセントまで低下していた人もいました。ほとんど息をしてないといっていい状態ですが、本人は寝ているので気にしていません。しかしこれでは、いつ突然死してもおかしくない状況です。

SASにより低呼吸や無呼吸状態が起きると、動脈血の炭酸ガス量は上昇して体の各所の組織呼吸を妨げ生命の危機を招きます。さらに、それと同時に起きる動脈血の酸素量の下降は不整脈や意識障害を引き起こし、やはり生命の危機を引き起こします。SASが原因の「悪い睡眠」がいかに危険かということは、もっと広く認知されるべきではないでしょうか。

二百四十六名のOSASの患者さんを対象として、九年後に何人が生存しているかという調査も行われており、これによると、一時間あたりの無呼吸の回数が二十回以下のグループではほとんどの人が生存しているのに対し、二十回以上のグループでは四〇パーセント近くが亡くなっています（グラフ③－2）。

調査の対象となった患者さんたちの年齢や、OSAS以外の疾患の有無などが不明なのではっきりしたことは言えませんが、少なくともOSASが重症であればあるほど、死が近くなることは間違いないでしょう。

「悪い睡眠」は社会的損失にもつながる

SASによる「悪い睡眠」はさまざまな形の社会的損失にもつながってきます。

まず、問題なのが交通事故です。SASの患者さんはそれ以外の人よりも交通事故を起こす率が七倍も高いというデータがあります。

実は私もまた、ＳＡＳで交通事故を起こした一人です。もう数十年も前のことですが、私はＳＡＳのために眠りが浅く、それなりに対処はしていましたがどうしても日中に眠くなることが多い状況でした。そんなある日、車の運転中に赤信号で停車していたところ一瞬居眠りをしてしまい、ブレーキを踏む足が緩んでしまったのです。車はゆっくりと動き出し、同じく停車していた前の車にコツン。バンパーに傷がついたということで、先方へ弁償することになりました。

幸いたいした事故ではなく、ケガ人もいませんでしたが、スピードを出して走行している最中に居眠りをしていたら……と思うとゾッとします。

近年、てんかん患者の運転について議論されていますが、ＳＡＳによる「悪い睡眠」が原因の居眠りも同じく問題にすべきだと私は考えます。

また、社会的損失という点では、日中の眠気による生産性の低下や作業ミスによる労働災害についても、ＳＡＳによる「悪い睡眠」との関連が深いはずです。

ＳＡＳの問題点をチャート（図③－４）にしました。本章をおさらいしてください。

次章ではＯＳＡＳの原因と対策について説明しましょう。

図③-4　OSASによって引き起こされるさまざまなリスク

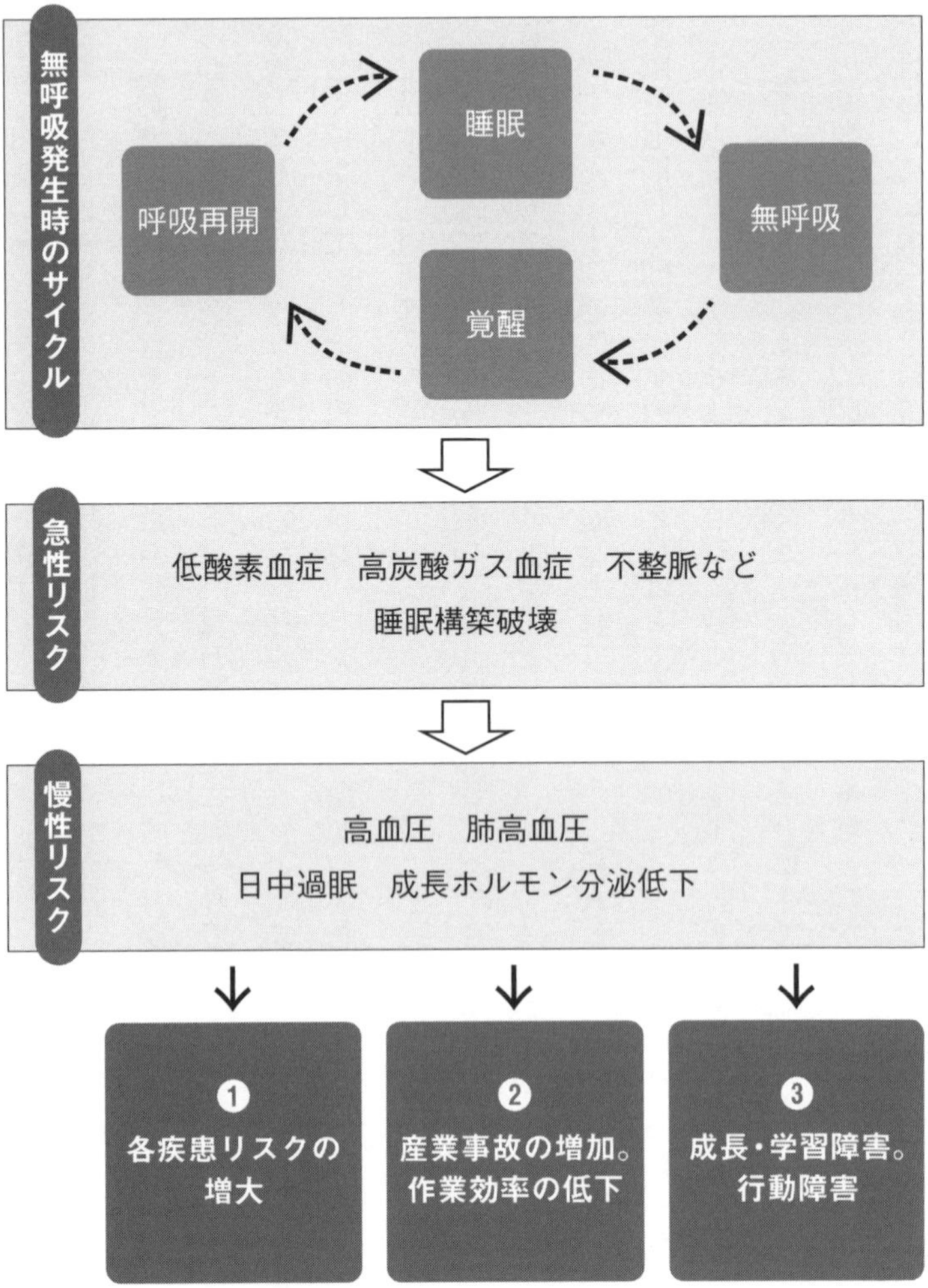

第 3 章

OSAS（閉塞性睡眠時無呼吸症候群）はなぜ起きるのか？

国民病としてのOSAS（閉塞性睡眠時無呼吸症候群）

日本国内のOSAS（閉塞性睡眠時無呼吸症候群）患者数についての報告は少なく、詳細は明らかになっていませんが、潜在患者数は五百万人ともいわれ、治療が必要な重症度の人に限定しても三百万人以上の潜在患者がいると推測されます。

OSAS患者の約七〇パーセントに日中の眠気があることを考えれば、三百万から五百万人もの人々が、日中に眠い状態でいることによる社会的損失の大きさは計り知れません。

潜在患者数からすると、OSASは国民病といっても言い過ぎではないでしょう。

しかし、医科で行われるCPAP療法でも、日本における治療者数はわずか二十数万人程度といわれ、歯科におけるOSAS治療者数も少数にとどまっています。

潜在患者数のわりに受診患者数が少ないのは、いびきなどの症状がOSASという疾患と関連づけて捉えられていないこと、そして、OSASのことを知ったとしても、受診するまでのことではないと考える人が多いということでしょう。

表④-1　アメリカにおけるOSASの現状

いびきがある場合のOSAS有病率（中等症以上）	28%
潜在患者男女比	男：女 ＝ 2：1
受診患者男女比	男：女 ＝ 7〜8：1
肥満（BMI30以上）のOSAS有病率	32%
OSAS有病率が最も高い年代	60歳代以降

●BMI（ボディー・マス・インデックス）は、体重と身長の関係から人の肥満度を示す体格指数。
BMI＝ 体重kg ÷（身長m）^{2}　適正体重＝（身長m）^{2}×22

＊「日本内科学会雑誌」（９３巻６号）のデータ（榊原博樹）を基に作成

しかし、前章でも説明したとおり、ＯＳＡＳやＣＳＡＳ（中枢性睡眠時無呼吸症候群）は最悪の場合、死にも至る病ですから決して甘くみてはいけません。

たとえば、十分な睡眠時間を確保しているはずなのに、日中に眠くて仕方がないという人はＯＳＡＳを疑うべきです。五百万人の潜在患者の中にあなたも入っているかもしれないのですから。

ここに、アメリカにおけるＯＳＡＳの現状を調べたデータを取り上げた論文があります（表④－１）。参考に見てみましょう。

いびきがある人の二八パーセントがＯＳＡＳであり、潜在患者の男女比は「男：女＝二：一」といわれています。男性が多いのは、体重の増加、職場環境のストレス、生活習慣の乱れなど、OSASの一因となるマイナス要素が男性で顕著だからでしょう。

一方、OSASで受診している患者さんの男女比は「男：女＝七〜八：一」となっています。

潜在患者数が「男：女＝二：一」なのに、受診患者数が「男：女＝七〜八：一」と、女性の比率がグンと少ないのは、OSASの症状があっても受診しない女性が多いということ。おそらく、いびきを相談するのが恥ずかしい女性が多いのでしょう。

女性は閉経後にOSASになる人の割合が高くなりますが、これは女性ホルモンの一つであるプロゲステロンが、上気道を開く筋肉の活動を高める作用があることに関係しているといわれています。閉経とともに、プロゲステロンはほとんど分泌されなくなるため、睡眠中に上気道がふさがりやすくなるのです。

実際、閉経後は閉経前と比べてOSAS発症率が約三倍になることが分かっています。

また、女性は閉経後に太りやすくなるため、それもOSAS発症に関係していると考えられます。

たとえば、肥満（BMI三〇以上）の人は、三二パーセントという高い割合でOSAS

を患っているというデータもあり、肥満とＯＳＡＳは切っても切れない関係にあります。

これは舌根に脂肪がついて上気道がふさがりやすくなるためです。

なお、年代的には、ＯＳＡＳが最も多いのは六十代であり、こちらは加齢により舌の筋力が低下し、睡眠中に上気道へ落ち込みやすくなることが理由です。

ＯＳＡＳ（閉塞性睡眠時無呼吸症候群）が起きる原因

ＯＳＡＳは、睡眠中に舌根が呼吸の通り道である上気道のほうへ落ち込んで起きることから、その原因は舌根や口内の問題と直結しています。

ここでは、ＯＳＡＳの原因を大きく四つに分けて説明しましょう。

原因１　生活習慣

①喫煙による慢性炎症が上気道を狭める

グラフ④-1　非喫煙者と喫煙者のいびきの割合

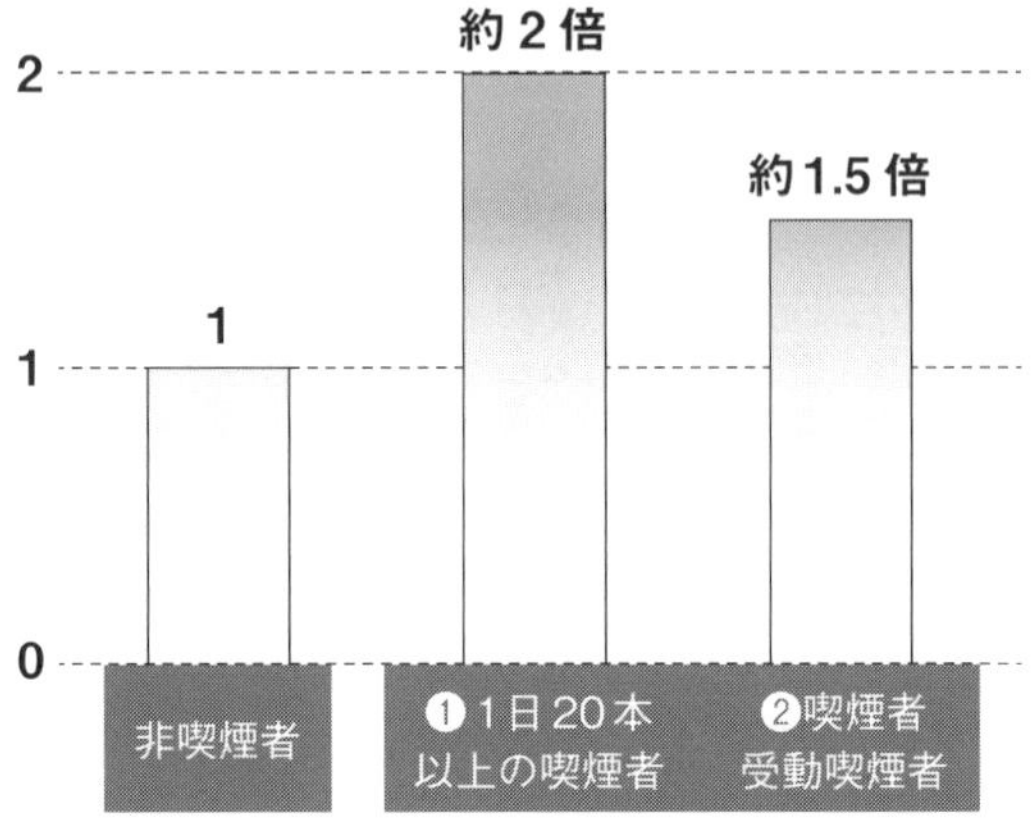

①はシンガポールの研究結果、②はアイスランド、エストニア、デンマーク、ノルウェー、スウェーデン各国大学の共同研究の結果

喫煙、飲酒、肥満などはOSASのリスクを著しく高めます。

まず、喫煙ですが、タバコの煙は鼻やノドの粘膜、口蓋扁桃や咽頭扁桃に慢性炎症を起こす原因となります。慢性炎症を起こすと、腫れて上気道を狭めるため、いびきやOSASを引き起こします。

二千二百九十八名の成人を対象としたシンガポールの研究では、喫煙本数が一日二十本以上だと、非喫煙者の約二倍の確率でいびきをかくことが分かっています（グラフ④-1）。

また、アイスランド、エストニア、デンマーク、ノルウェー、スウェーデン各国の大学による二〇〇四年の共同研究では、非喫煙

グラフ④-2　両親が喫煙者、非喫煙者による子どものいびきの割合

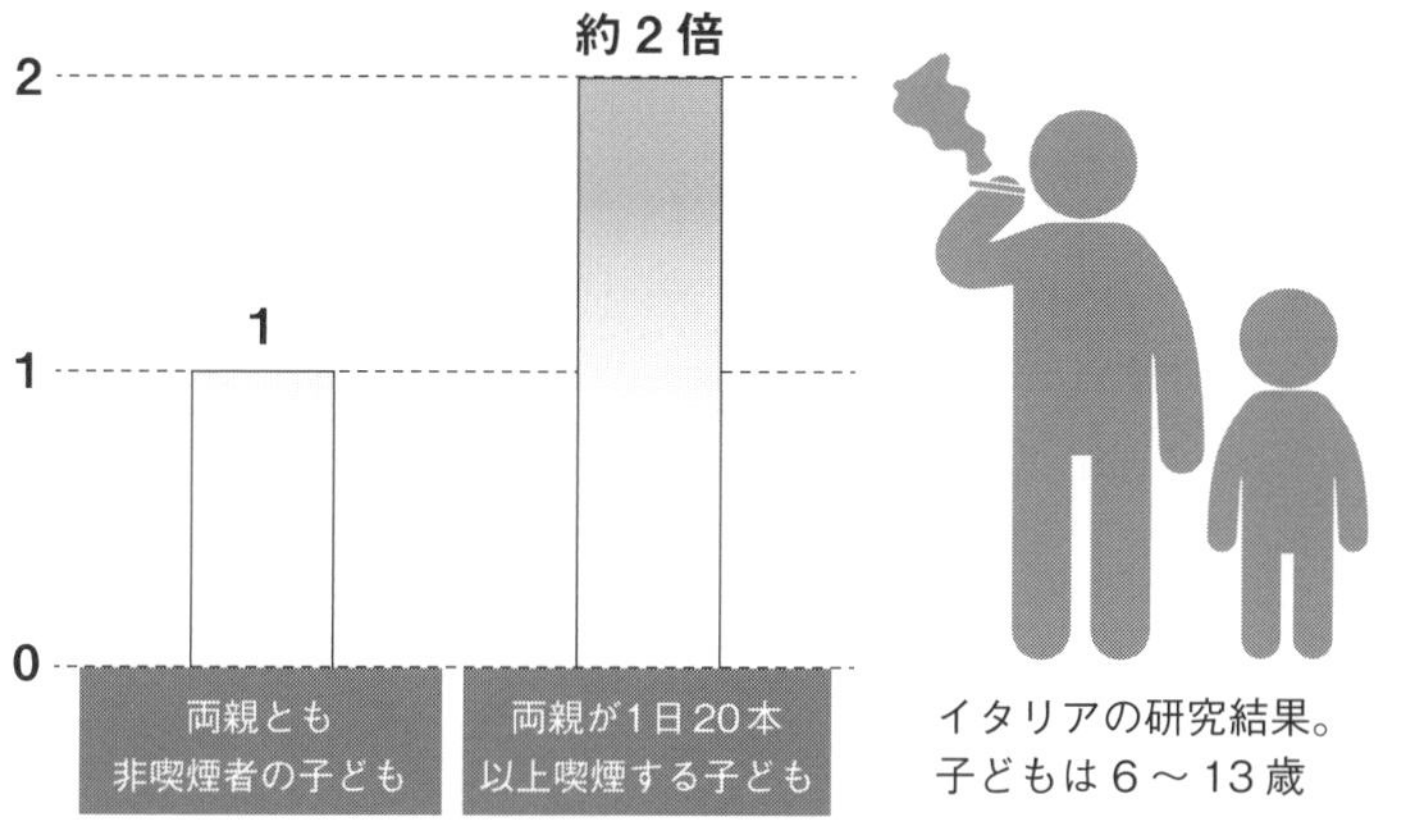

イタリアの研究結果。
子どもは６～13歳

者に比べ、喫煙者や受動喫煙者にいびきが認められる確率は約一・五倍高いというデータもあります。

受動喫煙者でもいびきを起こしやすくなるということは、大人の喫煙が周囲の子どもにも影響するということです。

事実、六〜十三歳の子ども千六百十五名を対象としたイタリアの研究では、両親が合計して一日二十本以上喫煙している場合、両親とも非喫煙者の子どもと比較して、約二倍の確率でいびきが起きてくると報告されています（グラフ④－２）。

喫煙はＯＳＡＳだけでなく、さまざまな疾患の原因となることから、止めたほうがいいのは言うまでもありません。

「止めたくてもなかなか止められない」「何度も禁煙に挑戦したがダメだった」という声もよく聞かれますが、私の患者さんは禁煙成功率が五〇パーセントを超えています。特別な禁煙法をとっているのではなく、禁煙のパンフレットを渡して、タバコを止めたほうがいい理由をじっくり説明するだけです。

それだけでタバコを止めていく人が多いのは、私の説明が、禁煙に本気で取り組むための十分な動機付けになっているからでしょう。

時に、私は患者さんへ厳しい指導をすることもありますが、それは患者さんのことを心配しているからであり、そのことを理解してくれる患者さんも多いようです。

そして、「タバコは本当に体に悪いんだ」ということをしっかり理解できれば、禁煙はそう難しくはありません。

よく、「禁煙は大変だ」といわれますが、大変というところに意識を向けてしまうと、禁煙に失敗します。それよりも、タバコの害を徹底的に理解したほうが、禁煙への動機を確実に維持できるはずです。

また、よく使われる「ニコチン中毒」という言葉もよくありません。

ニコチンは依存症にはなっても中毒になることはないので、これは間違った言い方です。

ちなみに、中毒は摂取した毒素にやられることで、依存症はコントロール障害といっていいでしょう。したがって、「中毒」と言ってしまうことで、禁煙に取り組もうという人に対して、かえってタバコを止められないイメージを刷り込んでしまいます。

「禁煙するのは簡単」ということを、いつも思い出してください。

②飲酒と肥満により舌根が「息の根を止める」

次に飲酒ですが、これはアルコールの作用による筋肉の弛緩が問題となります。

多くの人が体験しているように、飲酒をすると筋肉に力が入りにくくなるため、酔ったまま寝てしまうと、睡眠中にいつもより全身の筋肉が弛緩した状態となります。

それは舌根の筋肉も例外ではなく、弛緩しすぎたために舌根が上気道へ落ち込んでしまい、いびきやＯＳＡＳを引き起こすのです。

よく、眠気を促すために寝酒を習慣にしている人がいますが、これはいびきやＯＳＡＳの原因となるため、眠れたとしても結果的に「悪い睡眠」となってしまいます。ＯＳＡＳの危険性を考えるなら、酔った状態で就寝するのは絶対におすすめできません。

一方、肥満がダメなのは、舌根に脂肪が沈着して上気道をふさぎやすくなってしまうため。言い換えれば舌が太ってノドをふさいでしまうのです。「息の根を止める」とはまさにこのことでしょう。

これら、喫煙、飲酒、肥満などがＯＳＡＳのリスクを高めるとなると、男性にＯＳＡＳ患者が多い理由も見えてきます。今でこそタバコを吸わない男性も増えてきましたが、一昔前の男性は喫煙者が大変多く、タバコを吸いながら飲酒し、外で飲んだときのシメにはラーメンといったライフスタイルも珍しくありませんでした。

このような生活習慣はＯＳＡＳによる「悪い睡眠」を招くだけでなく、健康全般にマイナスなので、変えられるところから変えていかないと後悔する結果をもたらすでしょう。

原因2 身体的特徴

①未発達な下あごの持ち主はＯＳＡＳになりやすい

肥満があると舌根に脂肪が沈着して上気道をふさぎやすいと述べましたが、同様の理由で、生まれつき舌が大きい人も睡眠中に上気道がふさがりやすく、ＯＳＡＳのリスクが増します。

図④-1　上気道をふさぎやすい日本人特有の小さなあご

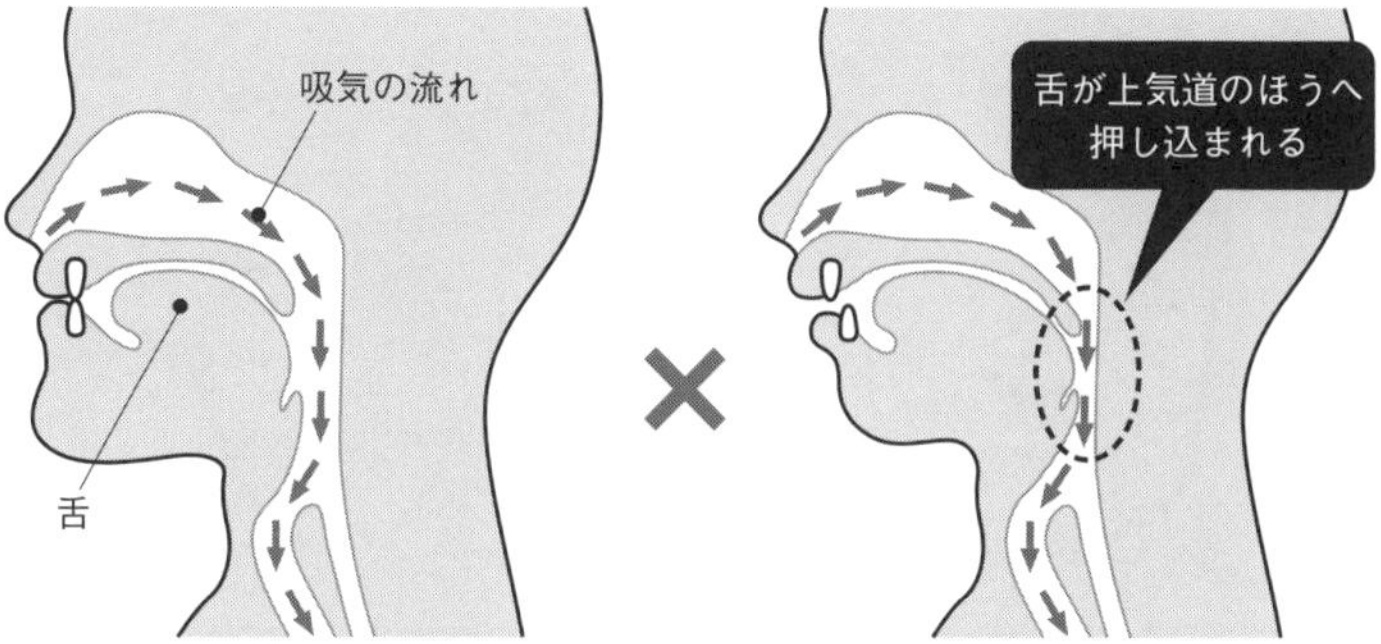

あごが大きく発達している人
あごが小さい日本人は上気道がふさがれやすい

また、体はそれほど太っていなくても、首が太い人や短い人はノドのあたりに脂肪が沈着しやすい体質と考えられ、やはり、ＯＳＡＳを招きやすい体質だといえるでしょう。

さらに、日本人はやせていてもＯＳＡＳになりやすい骨格的特徴を持つといわれます。その骨格的特徴とは下あごが未発達で小さい人のことです。

下あごが小さいと、どうしても下あごが奥に引っ込みがちとなり、またそれにより歯並びがガタガタになることもあります。こうなると口内の空間が狭くなるため、舌が上気道のほうへ押し込まれる形となり、気道がふさがりやすくなるのです（図④－１）。

さらに、下あごが十分に発達していないた

図④-2　昔の人のあごと現代の若者のあごの特徴

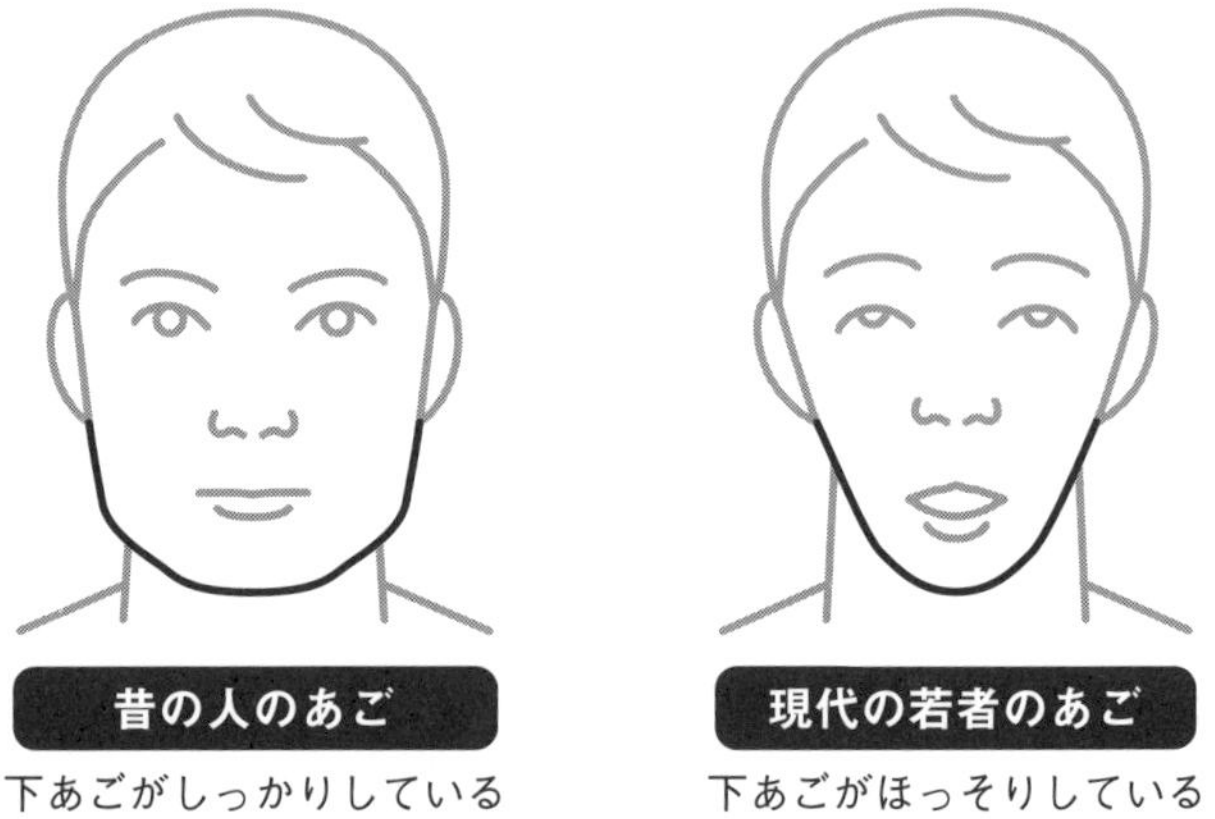

めに、口がポカンと開いたままになりやすく、必然的に口呼吸となってしまいます。

口呼吸は、鼻粘膜というフィルターを通らず息が口から直接入ってくるため慢性的な気道の炎症を招きます。そのような炎症を起こすと気道が腫れて狭くなり、やはり、気道がふさがりやすくなります。

昔の日本人は下あごのしっかりした人が多かったのですが、最近の若い人を見ると、ほっそりとした下あごの人が目立ちます。将来は、どうなるでしょうか（図④－2）。

これは一見、スッとしていて美男美女風の輪郭ともいえますが、よく見ると、あごに力がないのかポカンと口が開いたままだったり、歯並びが悪かったりします。小さい下あごのところへ十六本の歯が無理に収まろうとしてガタガタになってしまうのです。

最近の若い人にこのような身体的特徴が表れてきた理由は、硬い食べ物が避けられる一方、柔らかい食べ物が好まれる傾向にあるからでしょう。

子どものころから柔らかい物ばかり食べていると、必然的に咀嚼《そしゃく》の回数が減り、下あごの発達が妨げられると考えられています。

ちなみに、ひと口三十回かむことによって、顔がひきしまり小顔にもなります。

②過剰な唾液感染予防があご（歯列）の発達を妨げている

あご（歯列）の発達を妨げている大きな原因にはもう一つあると、私は考えています。それは、幼児への親など大人からの虫歯菌（ミュータント菌）の唾液による感染予防や、過剰に口腔内を無菌にしようとすることです。たとえば母親教室では通常、親などが幼児へ口移しをしないように指導しています。一方、近年、いろいろな種類の離乳食が市販されるようになり、ますます親から幼児への口移しが減少しています。

ここで私がいう「口移し」とは、親が幼児に食べ物を与える際、「熱いからフーフーしようね」と吹いたり、「硬いからカミカミしようね」と少し噛み砕いてやったりする程度のことです。実は親がこうした行動をとることによって、幼児が「これは熱いもの」「これは硬いもの」などと学習し、いろいろなものをかみはじめるのです。

ところが、幼児が市販の離乳食などの軟らかいものばかり与えられていると、それが当たり前になってかむことができず、あごの劣成長が起こってしまい、結果、将来のOSASの芽を蒔くことになってしまうのです。

口移しで虫歯になるという話も、あまり心配することはありません。人間は、生まれて八時間後には体内のどこかに細菌叢（コロニー）が誕生し、二年後には大人のそれと同様に育っているといいます。赤ちゃんだからといって、決して無菌のような状態にいるわけではないのです。

皆さんは、自然分娩の子どもと帝王切開で生まれた子どもとでは、どちらに虫歯が多いと思いますか？　答えは帝王切開で生まれた子どもです。自然分娩で生まれた赤ちゃんは母親の産道を通ってくるため、圧倒的に多くの細菌を持っています。その細菌が、実は相互に抑制し合い、口腔内でいえば虫歯菌の繁殖を抑制していると考えられているのです。

つまり、無菌状態で守りすぎていてもかえって良くないということです。大人が虫歯や歯周病だったり、風邪をひいていたりする場合に口移しをするのはダメですが、健康なときなら口移しで食べ物を与えることは、子どもの歯列不正の予防になりますし、よくかむ習慣がつくことになり、ＯＳＡＳの予防という観点からも、メリットのほうが大きいと、私は考えます。

原因３　アデノイド（咽頭扁桃肥大による諸症状）

口蓋垂（いわゆるノドチンコ）の裏側で、鼻の奥の突きあたりにある咽頭扁桃が肥大すると、鼻が詰まっているような状態になります。これが、「アデノイド」という病気です（図④－３）。

さらに、それが進行するとノドの入口部分の口蓋扁桃も肥大し、呼吸がしにくくなり、睡眠時のＯＳＡＳを招きます。

咽頭扁桃や口蓋扁桃の肥大は子どものＯＳＡＳの原因であることが多いのですが、大人

図④-３　咽頭扁桃の位置

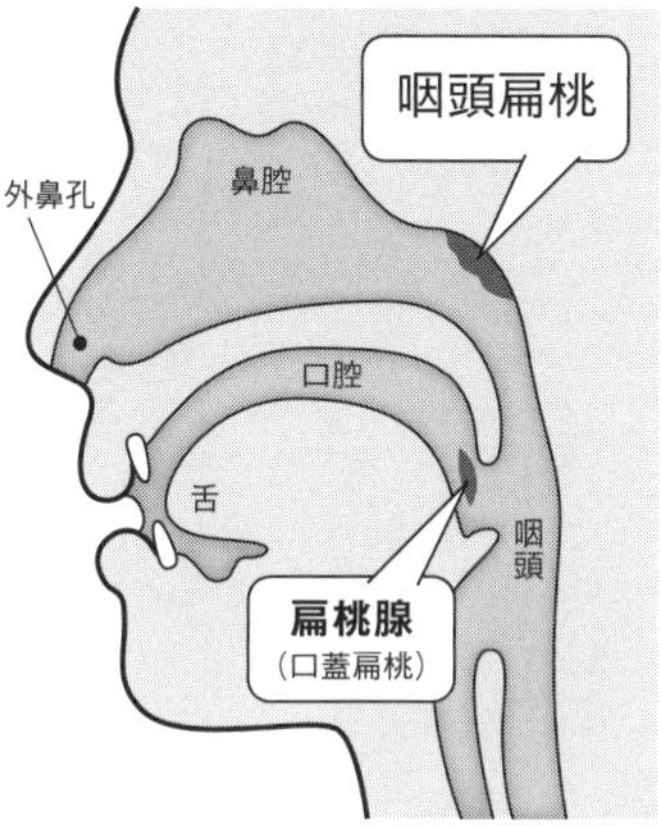

でもこれが問題になることがあります。

咽頭扁桃は二歳のころから自然に肥大していき、五歳ころにピークとなり、その後は小さくなっていきます。アデノイドは五~七歳のころに多い疾患ですが、成人してから発症することもあるのです。

顔の骨格が発達途上の子どものころにアデノイドを発症すると、鼻ではなく口で呼吸する「口呼吸」を常にするようになるため、「アデノイド顔貌」という特徴的な顔つきとなります。

●一般的にいわれるアデノイド顔貌の特徴

・面長(おもなが)
・上あご、下あごの横幅が狭い
・正面から見た下あごの先が細くなっている
・前歯が前へ飛び出している
・上下の前歯のかみ合わせが浅い
・前歯の歯列が乱れている

・唇がめくれていて厚い
・鼻が小さくて、鼻翼が平坦

口呼吸の結果、このような顔貌となるわけですが、いったんこのような顔になってしまうと鼻呼吸よりも口呼吸のほうがしやすいため、ますます口呼吸の傾向が強まります。普段でも何か息苦しい感じがあるのですから、睡眠中にＯＳＡＳを引き起こすのも無理はありません。

なお、咽頭扁桃や口蓋扁桃の肥大がない場合でも口呼吸になっている人はたくさんいます。単なる癖でそうなっていることもあれば、アレルギー性鼻炎や副鼻腔炎、鼻粘膜の腫れ、鼻腔内のポリープ、鼻甲介（鼻粘膜にひだをつくっている軟骨）の肥大、左右の鼻腔を分けている鼻中隔の湾曲、気管支炎、ぜんそくなどが原因で口呼吸になっていることもあります。

原因は何であれ、口呼吸はノドの炎症を招き、ＯＳＡＳの原因となります。

原因4 睡眠導入剤の服用

眠れないからといって睡眠導入剤を服用する人がいますが、そのような薬剤の多くは、OSASの症状を悪化、あるいは助長させてしまうので注意が必要です。私は、抗不安薬などにもそのような作用があると考えています。

それらの薬剤には体を弛緩させる働きがあるため、飲酒と同じく、舌根が落ち込んで上気道をふさぎやすくなります。その場合、「良い眠り」を得ようとして、「悪い眠り」に陥ってしまうことにもなりかねません。

病院で処方されている薬剤については、必要があって出されているのでしょうから、OSASの疑いがある場合は主治医にその旨を相談してみましょう。

そのほか、ほかの疾患の合併症としてOSASが起きることもあります。

たとえば、慢性腎臓病の患者さんには、OSASになる人が多いといわれています。

慢性腎臓病になると、余分な水分が皮下に溜まる「むくみ」が生じやすくなりますが、日中は立っていることが多いため、水分は下半身へ溜まり、足のむくみとして自覚されます。

しかし、就寝時は体を横にするため、その水分が上半身へ移動し、気道周辺の組織がむくみを起こし、気道が狭くなってしまいます。

特に、慢性腎臓病に心不全を合併している人や、尿タンパクが多いためにむくみが起きやすい人はＯＳＡＳを起こしやすいといわれています。

また、慢性腎臓病で肥満ではない人は、ＯＳＡＳによって血液中の酸素が少なくなることで、腎臓の働きが急速に低下することが分かりました。つまり、腎臓が悪くなるとＯＳＡＳとなり、ＯＳＡＳになるとさらに腎臓が悪くなるという悪循環に陥る可能性があるということです。

この悪循環において、歯科医はＯＳＡＳの部分の改善に寄与することができます。なお、ＯＳＡＳがなくなると、慢性肝炎の進行も抑制されると考えられます。ＯＳＡＳの改善が炎症の予防につながるためで、同じ作用機序から、歯周病の改善にもなるはずです。

次章では、ＯＳＡＳの予防を中心に、「悪い睡眠」から「良い睡眠」へ改善する方法を紹介しましょう。

歯科医が教える本当の話❷

身近な虫歯も、恐ろしい病気の原因になっている

◎脳出血のリスク4〜5倍に

お口の病気として歯周病以上に身近なのは、もちろん虫歯です。虫歯も歯周病同様、細菌が原因になって起こりますが、その虫歯菌も歯周病菌に負けず劣らずの悪さを、私たちに仕掛けてきます。

大阪大学と浜松医科大学の研究者によって、虫歯菌のなかに脳出血を助長するタイプが存在することが明らかになりました。この虫歯菌に感染すると、脳出血の発症リスクが4〜5倍に高まるというのですから、「たかが虫歯」と侮れません。

◎日本人の約8割が保有している菌

研究論文によると、脳出血患者の血液を調べたところ、虫歯菌である「齲蝕《うしょく》病原菌」の特殊な種類のものが見つかったといいます。その虫歯菌には、血管内壁が傷つくとそこに結合するタンパク質をつくる性質があり、傷を治りにくくするのです。この虫歯菌は日本人の約8％が保有しており、脳出血患者を調べると約3割がこの菌を持っていたといいます。

実験では、脳出血患者から採取した菌をマウスに投与しています。その結果、マウスの一部には脳に出血が見られ、さらに脳出血しているマウスにその菌を投与したところ、出血面積が5〜6倍に拡大したというのですから、「虫歯菌恐るべし」です。

第4章

口＋腸脳相関で「良い睡眠」を取り戻す

「良い睡眠」のために歯科医ができること

「悪い睡眠」の大きな原因となっているOSAS（閉塞性睡眠時無呼吸症候群）は、口内の問題が睡眠の質を低下させる疾患なので、歯科医はその予防と改善へ大いに貢献できるはずです。

また、口は腸への入口であり、「腸脳相関」といって腸と脳が深く関係していることを考えると、「口腸脳相関」という捉え方もできることになります（図⑤－1）。

第1章で説明した体内時計は腸などの内臓や脳に関係するため、その口腸脳相関は睡眠のあり方に直結してきます。

つまり、「良い睡眠」を取り戻そうというときに、口内を見る機会の多い歯科医の立場からアドバイスできることがたくさんあるということです。

この章ではその観点から、口から腸と脳へアプローチして「良い睡眠」を取り戻す具体的な方法を中心に紹介しましょう。

図⑤-1　口腸脳相関

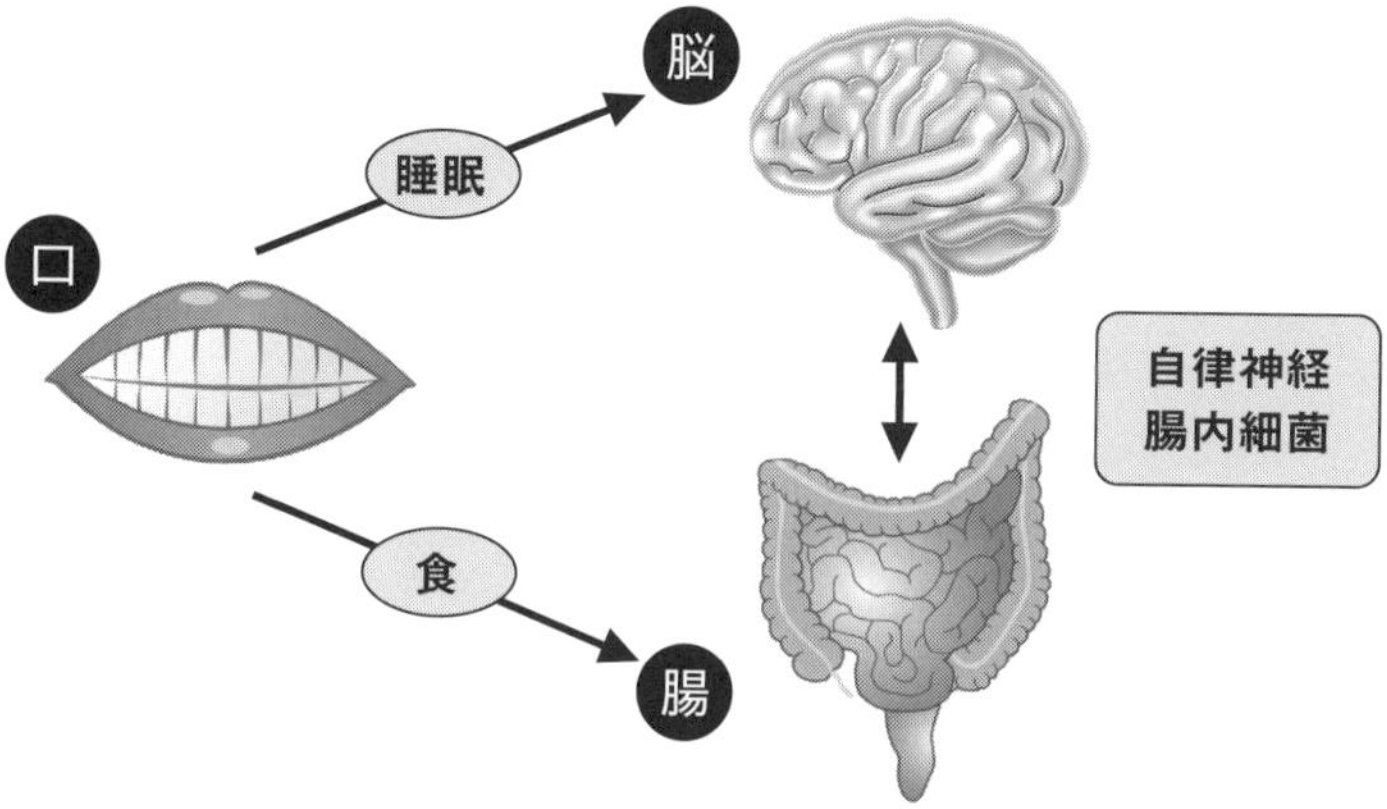

前章でも説明しましたが、ＯＳＡＳの原因となる身体的特徴として、下あごが未発達で小さいことが挙げられます。

下あごが小さいと口内の空間が狭くなり、その分、舌が奥に押しやられて睡眠中に上気道をふさぎやすくなるのです。

最近は、下あごがほっそりした若い人を多く見かけます（90ページ・図④－2参照）が、昔の日本人の姿を写真で見ると、しっかりした下あごの持ち主が多いことに気づかされます。

これは、日本人はかつて硬いものをよく食べていたからでしょう。

現代人の「食」が「良い睡眠」を妨げている

縄文時代、日本ではドングリやクルミなど硬い堅果類のほか、大麦やヒエ、アワなどの雑穀がよく食べられていました。これらは、よく噛む必要があり、それに応じてあごも発達したものと考えられます。

後に、白米など柔らかいものも食べられるようになりましたが、それでもなお、戦前までは今よりも歯ごたえのある食事が中心でした。

一方、現代では柔らかい食べ物を好む傾向があり、その結果、食事で噛む回数が減り、若い年代ほど下あごが未発達で小さいままとなっています。

さらに、前章でも説明したように、間違った離乳食を与えることも下あごの発達を妨げる一因となっているはずです。

現代人の「食」の問題としては、食事内容の欧米化やファーストフードの普及なども挙げられますが、これもまた「良い睡眠」を妨げる一因となります。そういった食事はどうしてもカロリーを多く摂取してしまいがちで肥満を招くからです。

肥満になると、舌根に脂肪が沈着して上気道をふさぎやすくなり、睡眠中の無呼吸や低呼吸の原因となります。つまり、食の欧米化が肥満を招き、さらに、それがＯＳＡＳを引き起こすのです。

このように、一般的な現代人の「食」の傾向は、「良い睡眠」にとってマイナスに働きやすいといえます。これを正すには、伝統的な日本食や歯ごたえのある食材を見直すといいでしょう。

大人になってから、歯ごたえのあるものを食べはじめても下あごが発達することはありませんが、そのような食事は早食いになりにくいため、結果的に、食べ過ぎからくる肥満を予防することになります。また、舌根の脂肪沈着を減らし、ＯＳＡＳの予防になります。

肥満と「悪い睡眠」との間で起こる悪循環

肥満はＯＳＡＳの原因となり「悪い睡眠」を招きます。そして、その「悪い睡眠」はさ

グラフ⑤-1　睡眠時間と血液中のレプチン・グレリンの濃度

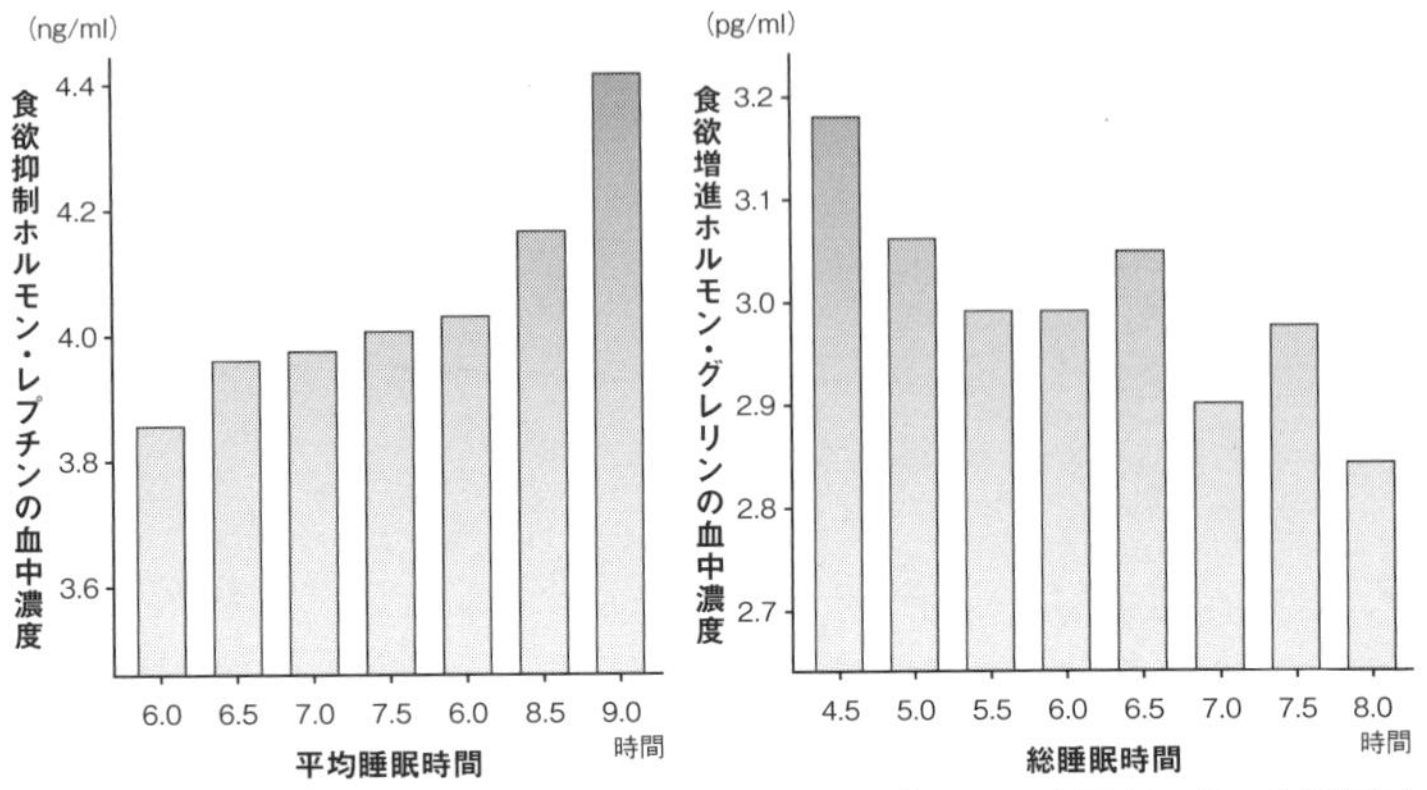

＊「PLoS Med,1 (13)」(Taheri S et al) を基に作成

らなる肥満を招き、「悪い睡眠」→肥満→さらなる「悪い睡眠」→さらなる肥満……という悪循環に陥っていきます。

　これは、睡眠時間が短くなると、食欲を抑制するホルモンの「レプチン」の分泌が低下する一方で、食欲を増進するホルモンの「グレリン」の分泌が増えるからです（グラフ⑤－1）。

　レプチンのグラフを見ると、睡眠時間が長いほど分泌が増えることが分かります。これは、たくさん寝ると食欲が抑えられるということです。

　一方、グレリンのグラフを見ると、睡眠時間が短いほど分泌が増えることが分かります。これは、睡眠時間が短いと食欲が増すという

図⑤-２　睡眠不足・寝過ぎが招く糖尿病

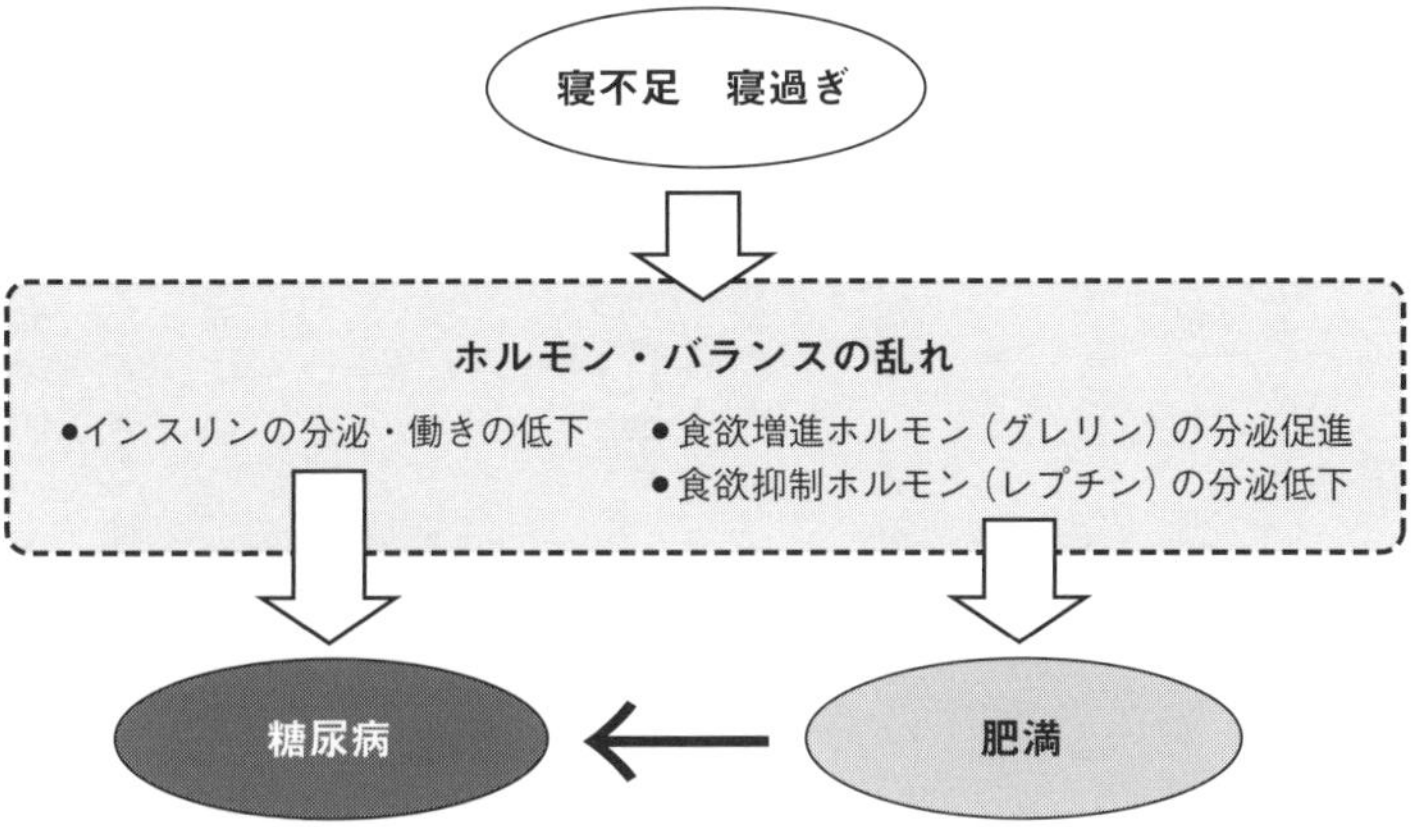

ことです。

つまり、睡眠時間が短いと、食欲のアクセルがＯＮに、ブレーキはＯＦＦになるわけで、これは必然的に肥満を招くことになります。具体的には空腹感や食欲が増し、糖分、味の濃い食事、炭水化物を強く欲することになるでしょう。

そして、いったん「悪い睡眠」が続いてしまうと食べ過ぎ傾向となり、その食欲を抑えることなく食べてしまうと、肥満からＯＳＡＳを招くことになります。

「プロローグ」で、「一年以上不眠が続くと一・七倍も糖尿病になりやすい」と述べましたが、それは不眠や睡眠不足により、インスリンの分泌が低下したり、インスリンの働きが低下したりして血糖値が上がってしまうからです。

では、とにかくたくさん睡眠をとればいいのかというと、寝過ぎにも問題があるのです。たとえば、寝過ぎによって血糖値が上がることが分かっており、結論を言えば、ちょうどいい睡眠時間でないと肥満や糖尿病を招く可能性があるということになります（図⑤－2）。

舌の筋トレ「口唇ベロ体操」でＯＳＡＳを予防・改善する

さて、舌根への脂肪の沈着と同様にＯＳＡＳの原因として問題になってくるのが、舌の筋力低下です。

前章でも述べたように、年代的にはＯＳＡＳが最も多いのは六十代であり、これは加齢により舌の筋力が低下し、睡眠中に上気道へ落ち込みやすくなることが理由となっています。その場合、肥満ではない人でもＯＳＡＳになります。

たとえば、六十二歳の患者さんで、全体的にやせ型で首周りもすっきりとしているのに

ＯＳＡＳになっていた方がいます。

パッと見て、「どう見てもＯＳＡＳではない」という印象でしたが、検査したところ、ＯＳＡＳだと分かりました。舌の筋肉が弱っていて睡眠中に上気道のほうへ落ち込んでいたのです。こういうことが実際にあります。

加齢なら仕方がないと思うかもしれませんが、幸い舌の筋肉は腕や脚と同じように自分の意思で動かせる横紋筋なので、筋トレによる強化が可能です。また、筋トレをすることで舌根への脂肪の沈着を防ぐこともできます。

また、舌の筋トレは口内の空間を狭めることも予防します。

歯はくちびると舌の間に位置しますが、これは逆に言うと、くちびると舌が歯の位置を定めていることになります。

舌の筋力の低下は、舌が歯を内側から押す力の低下であり、そうなると歯は内側へ倒れてきます。高齢者の歯並びが崩れていくときに、多くの場合、歯が内側へ倒れていくのはそのためです。

そして、歯が内側へ倒れると口内の空間が狭くなり、舌が奥へ押しやられて睡眠中に上気道をふさぎやすくなります。

そこで、舌の筋トレには、筋力アップ、維持による舌の落ち込み防止と、舌根への脂肪の沈着防止、口内の空間を十分に保つことで上気道をふさぎにくくする、さらには小顔にもなるというダブル、トリプル効果以上の効果を期待できます。

次に紹介する「口唇ベロ体操」は、ＯＳＡＳの予防と改善を目的とした舌の筋トレです。

口唇ベロ体操

●首周りの代謝促進

①首を前後にゆっくり倒す、左右にゆっくり傾ける、ゆっくり回す（左回り・右回り）

②①をそれぞれ二回繰り返す。

●舌の体操（図⑤－３）

①舌を前へ強く突き出して五秒保つ。三回繰り返す。

②舌を前へ強く突き出して上へ動かし五秒、下へ動かし五秒保つ。三回繰り返す。

③舌を前へ強く突き出して左へ動かし五秒、右へ動かし五秒保つ。三回繰り返す。

④口角（口の端）の内側を舌で押し広げる。三回繰り返す。
⑤舌尖《ぜっせん》で上下の歯茎と歯のきわを強めになめ回す（右回り・左回り）。三回繰り返す。
⑥舌尖で頬を内側から舌で押すようになめ回す（右回り・左回り）。三回繰り返す。
⑦口蓋《こうがい》（上あご内側）を舌尖で弾くようにして「タンッ、タンッ」と音を立てる。

図⑤-3　舌の体操

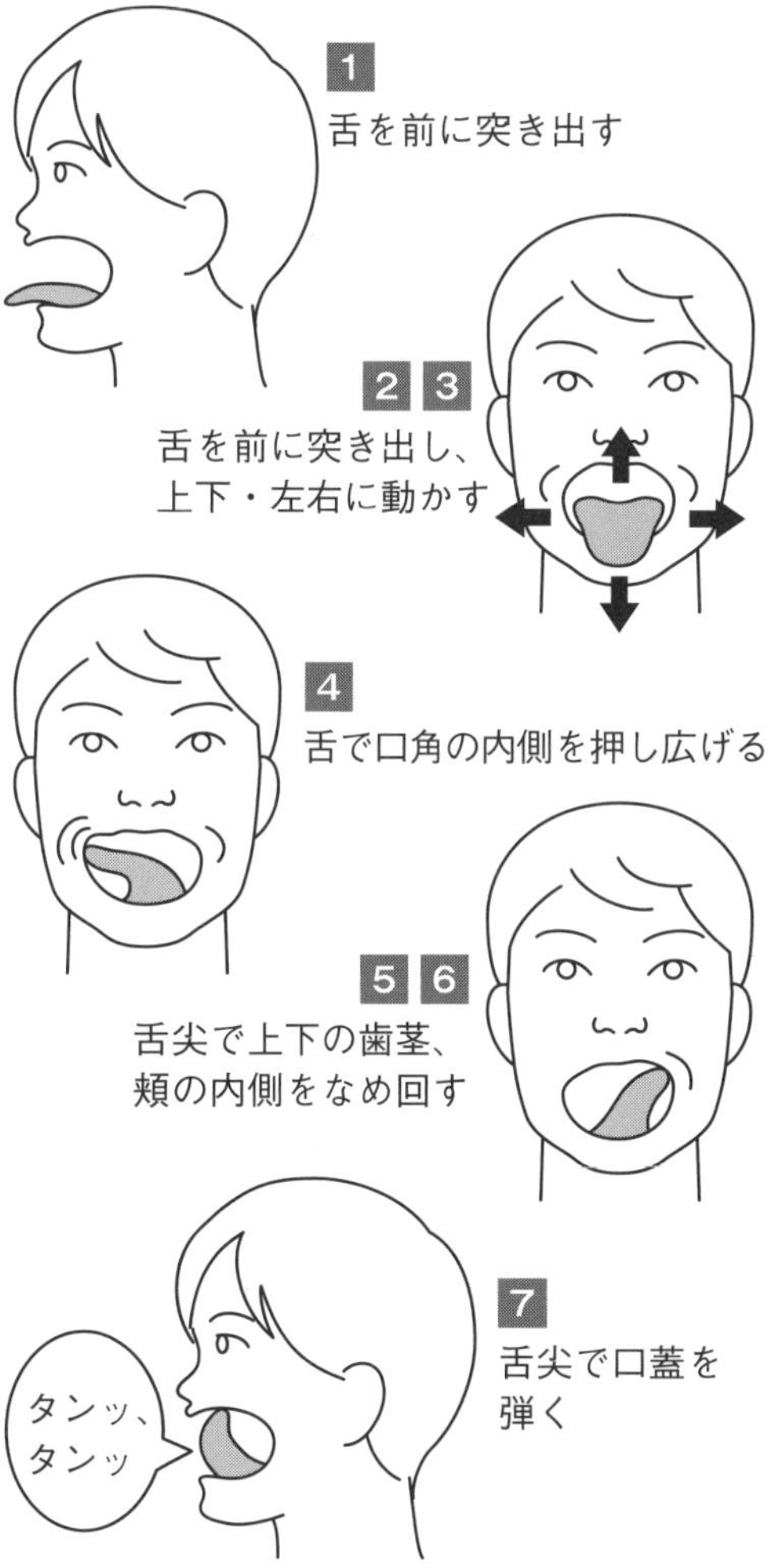

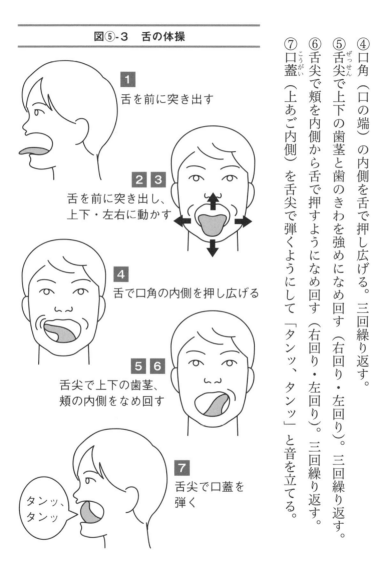

1
舌を前に突き出す
2 3
舌を前に突き出し、
上下・左右に動かす
4
舌で口角の内側を押し広げる
5 6
舌尖で上下の歯茎、
頬の内側をなめ回す
7
舌尖で口蓋を

●頬の運動

①頬を膨らませた後、すぼめる。各五秒。これを三回繰り返す。

②「あー・いー・うー・えー・おー」と口を大きく開け、顔周りの筋肉を大きく動かすように発音する。三回繰り返す。

●お腹の運動＝パパ・ママ・フーフー運動（腹式呼吸）

①大きく鼻で息を吸って「パパ・ママ・フーフー」と言う。このときお腹の筋肉を意識して大きな声で。五回繰り返す。

②お腹から「ハハハハハ……」と大きな声を出し、ハを十回以上言う。二回繰り返す。

●使った筋肉をほぐす

①頬の筋肉をマッサージする。五回繰り返す。

一日に行う回数は特に決まっていません。害になることはないので、気がついたときに何回でもやるといいでしょう。

すでにＯＳＡＳを発症している人でも、この体操を続けているうちに舌根の脂肪沈着がなくなってきて症状が軽減します。

私も以前はＡＨＩ（無呼吸低呼吸指数）が四〇以上あって重症の分類でしたが、この口唇ベロ体操に励んだことで、今はＡＨＩ＝一三の軽症まで回復しました。

また、この口唇ベロ体操はＯＳＡＳの予防、改善のほか、食事中に舌や頬粘膜を噛みにくくする効果や、歯垢をつきにくくする効果もあります。舌の筋力が回復することでそれらの効果を得られるのです。

なお、舌尖で歯茎のきわをなめ回したときに、ぬるぬるした感じがしたら、それはきちんと歯を磨けていない証拠です。すぐに磨きましょう。虫歯、歯周病の予防になります。

あごのマッサージ

「口唇ベロ体操」をご紹介したので、「あごのマッサージ」についてもお話ししておきます。

第3章で、「未発達な下あごの持ち主は、睡眠時無呼吸症候群になりやすい」と述べました。舌同様に、あごを強くすることも大切なのです。これからご紹介するあごのマッサージ法は、あごの筋肉をほぐし、同時に強化してくれます。

しかも、あごの周辺にあるいろいろな腺を刺激し、体に良い分泌物が出るのを促してくれます。その結果、心が落ち着くα波が出たり、唾液の活発な分泌によって口腔内の自浄作用も高まったりします。おまけに、女性にとっては小顔やアンチエイジングなどの効果も期待できます。

●池尻式・顎関節唾液腺マッサージ法（図⑤－4）

①両手の指を開き、中指をこめかみに、親指を耳の下におき、顔全体を包み込むようにする。

②唇を閉じたまま、軽く歯を開け閉めする（歯は咬み合わせない）。

③②の状態を続けたまま、手で顔全体を包み込み、あごを前に出すように回す。

マッサージはリラックスできる入浴時や寝る前などに毎日、十～十五分続ける。

●池尻式・顎関節伸張法

①直立か、背筋を伸ばして座る。

図⑤-4　池尻式・顎関節唾液腺マッサージ法

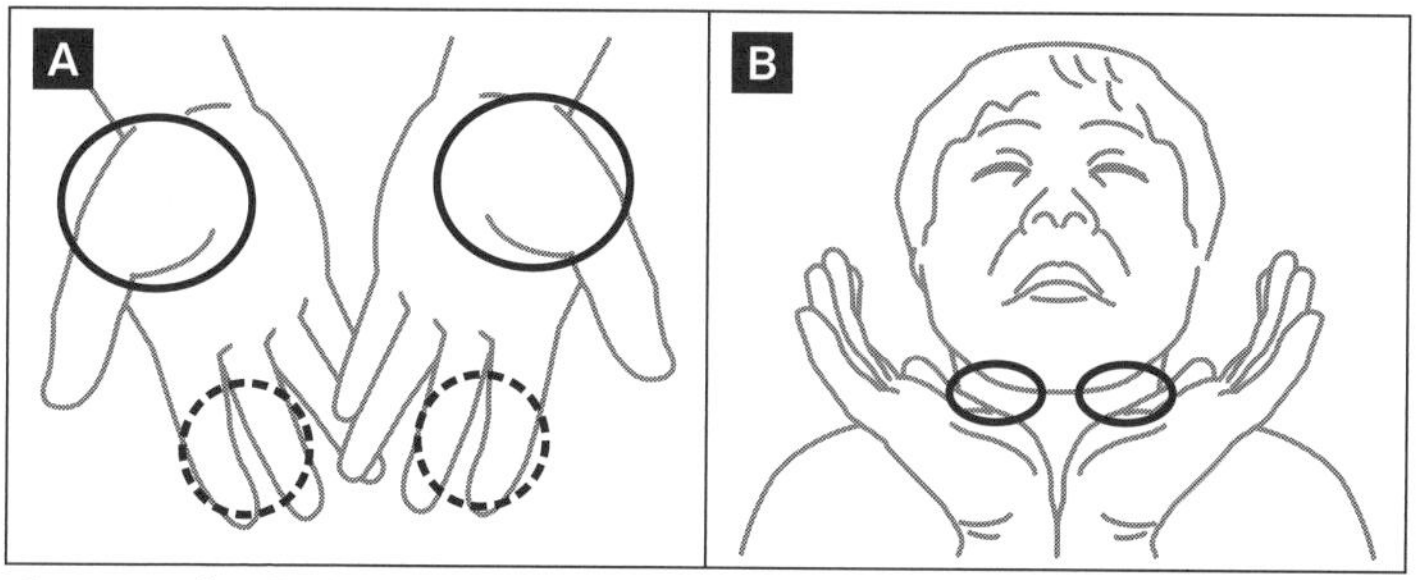

手のひらの使う場所

ハスの花のように広げた両手で、あごを覆う。手のひらの ◯の部分で、顎下腺・舌下腺を刺激

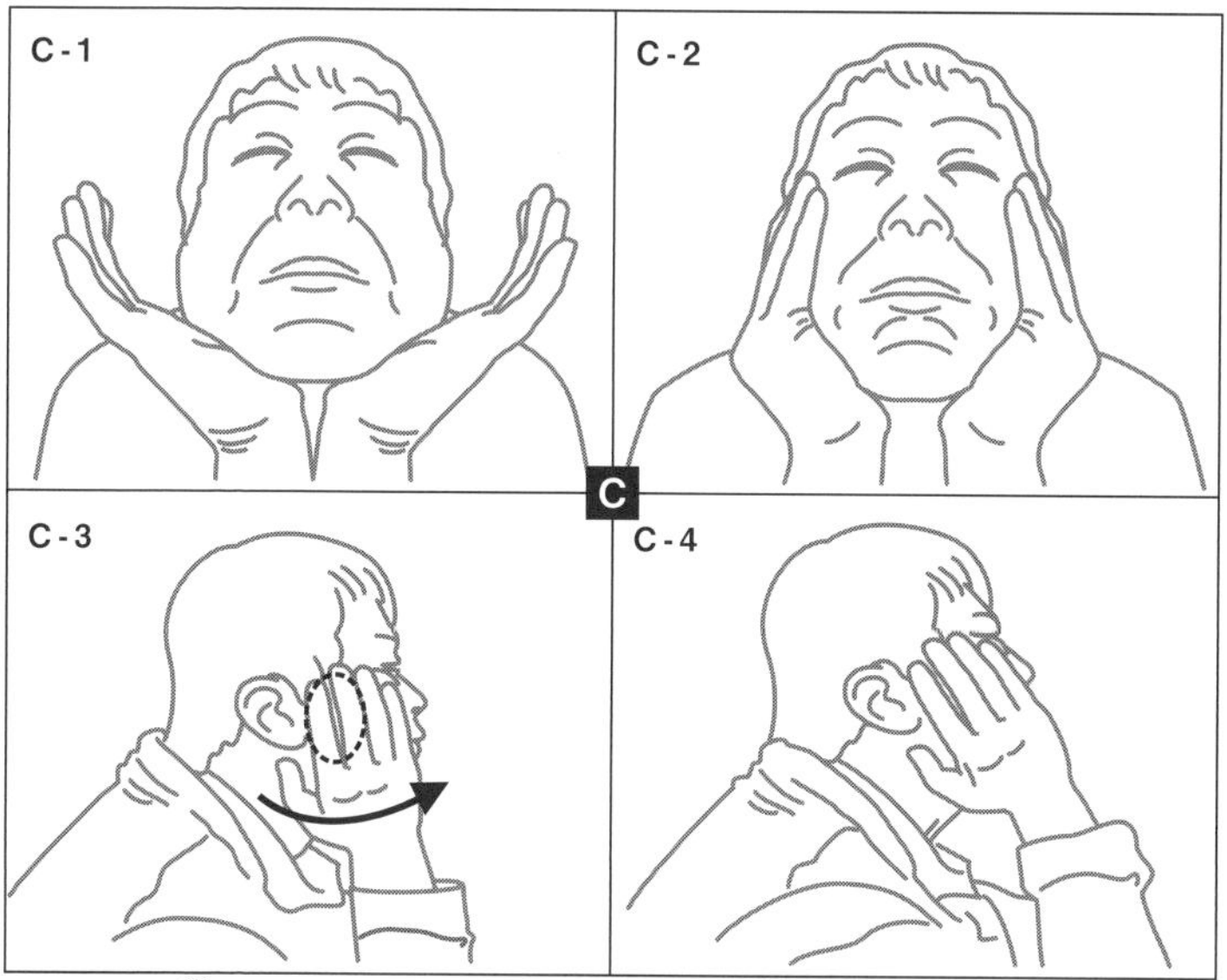

手のひらの ◌ の部分で耳下腺を刺激しながら、あごを前に出すように回転させる。あごを前から後ろに回転させるイメージ

②顔を天井に向け、ゆっくり首を伸ばし、しっかり伸びた状態であごを前に突き出す。
③②の状態で下くちびるを鼻に付けるようなイメージで引き上げ、7秒キープする。
これを一セット五回、一日三セット行う。

なお、マッサージはやり過ぎず、気持ちのいい程度にしてください。

神経伝達物質は食べ物からつくられる

ここで、再び「食」の問題に戻ります。

前のほうで、現代人の「食」が「良い睡眠」を妨げていると述べましたが、近年、「食」と睡眠との関係について研究が進んでいます。

それによると、腸は神経伝達物質の産生と関係しており、そこから「腸脳相関」という言葉が生まれました。これは、腸と脳が互いに関係しているという意味ですが、腸の入口は口であることから、私は「口腸脳相関」と呼ぶのが適切だと考えます。

図⑤-5　三大神経伝達物質の相互作用

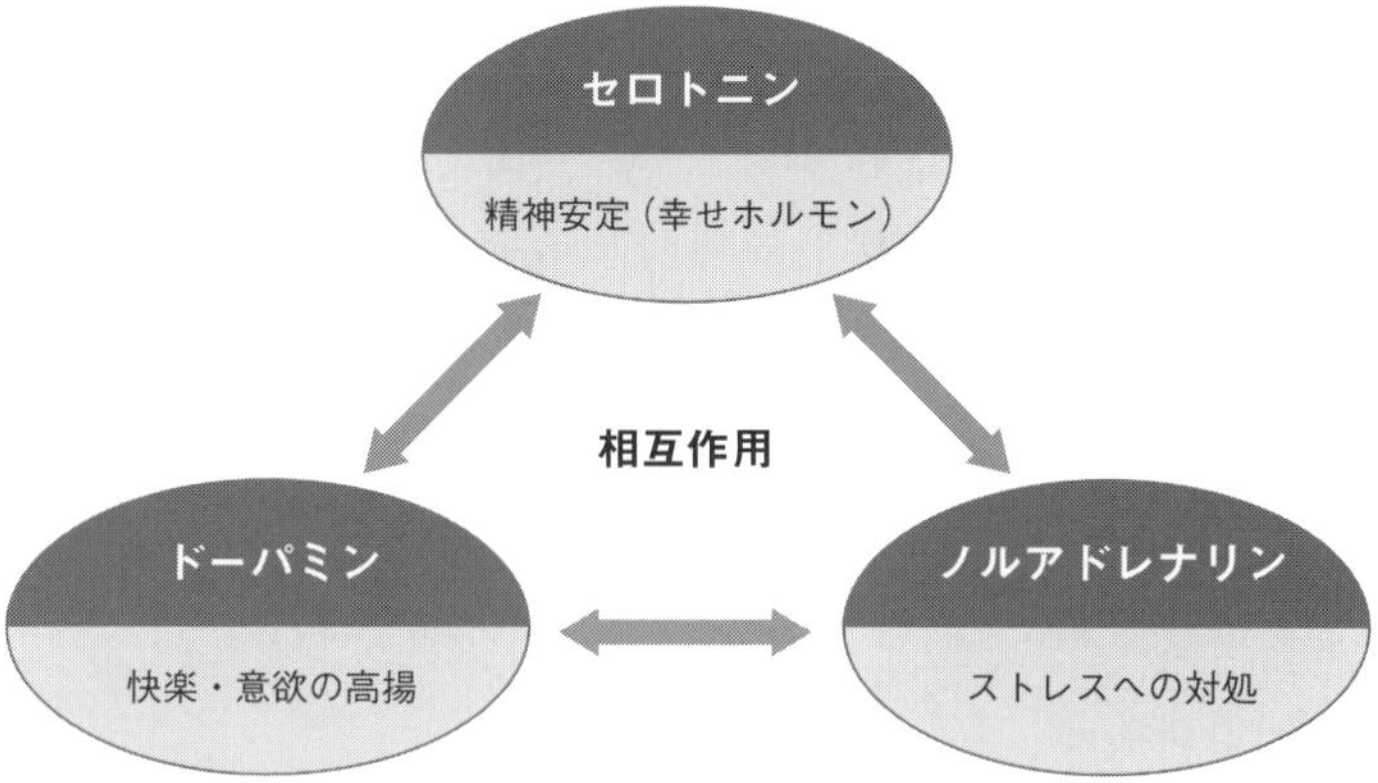

神経伝達物質のうち、セロトニン、ドーパミン、ノルアドレナリンは「三大神経伝達物質」と呼ばれ、相互に作用しあう関係です。つまり、どれか一つが増えすぎたり減りすぎたりすると、ほかの物質もその影響を受けてしまいます（図⑤－5）。

このうちセロトニンには精神を安定させる作用が、ドーパミンには快楽を与え物事に対する意欲をかきたてる作用が、ノルアドレナリンにはストレスへ適切に対処する作用があります。

最後のノルアドレナリンはドーパミンからつくられるため、セロトニンとドーパミンが特に大切な神経伝達物質といえるでしょう。

セロトニンとドーパミンは食物の栄養素に

よってつくられ、バランスの悪い食事、腸内環境の悪化、ストレス、睡眠不足などにより分泌量が減少すると、うつ病や不眠症などを引き起こすことがあります。

そこで、腸から脳のコンディションを整えようということで、近年盛んに、腸脳相関（口腸脳相関）といわれているのです。

「良い睡眠」には、セロトニンとドーパミンの正常な分泌が欠かせない

口腸脳相関という観点で睡眠を考えるときに、まず注目したいのがセロトニンです。

「第1章」で、眠気をもたらすホルモンであるメラトニンの重要性について述べましたが、このメラトニンは、脳の松果体という部分でセロトニンを原料としてつくられます。そして、そのセロトニンは全身におよそ一〇ミリグラム存在し、そのうち約九〇パーセントが腸などの消化器官に、約八パーセントが血液中の血小板に、二パーセントが脳内にあります。

つまり、眠気をもたらすメラトニンの材料のほとんどは腸にあるわけで、「良い睡眠」

を得るには、口腸脳相関から考えなければなりません。

セロトニンが不足すると夜の寝つきが悪くなり、その結果、朝にすっきりと起きられなくなります。また、精神的に不安定になることから、普段感情的な人はさらに怒りっぽくなったり、不安を感じやすくなったり、落ち込みやすくなったりします。

一方、普段感情的でない人は何に対してもやる気が起きなくなったり、うわの空になりがちだったり、他人との関わりを遠ざけたりするようになります。

では、どうしてセロトニンは不足してしまうのでしょうか。

セロトニンが不足する原因としては、「太陽の光を浴びていない」「日常的に運動をしていない」「食生活が悪い」といったことが挙げられています。

このうち食生活については、良好な腸内細菌のバランスをもたらす「食」が理想的であり、具体的には乳酸菌が優位に働く状態をよしとします。というのは、小腸でセロトニンを生成するときに乳酸菌が必要だからです（図⑤－6）。

次にドーパミンですが、これには快感を与えることで意欲を向上させたり、学習能力や集中力を向上させたり、疲労感やストレスを減少させたりする作用があります。

このドーパミンは過剰に分泌されると、快感を欲するあまり、タバコやお酒、ギャンブ

図⑤-6　「口腸脳相関」の仕組み

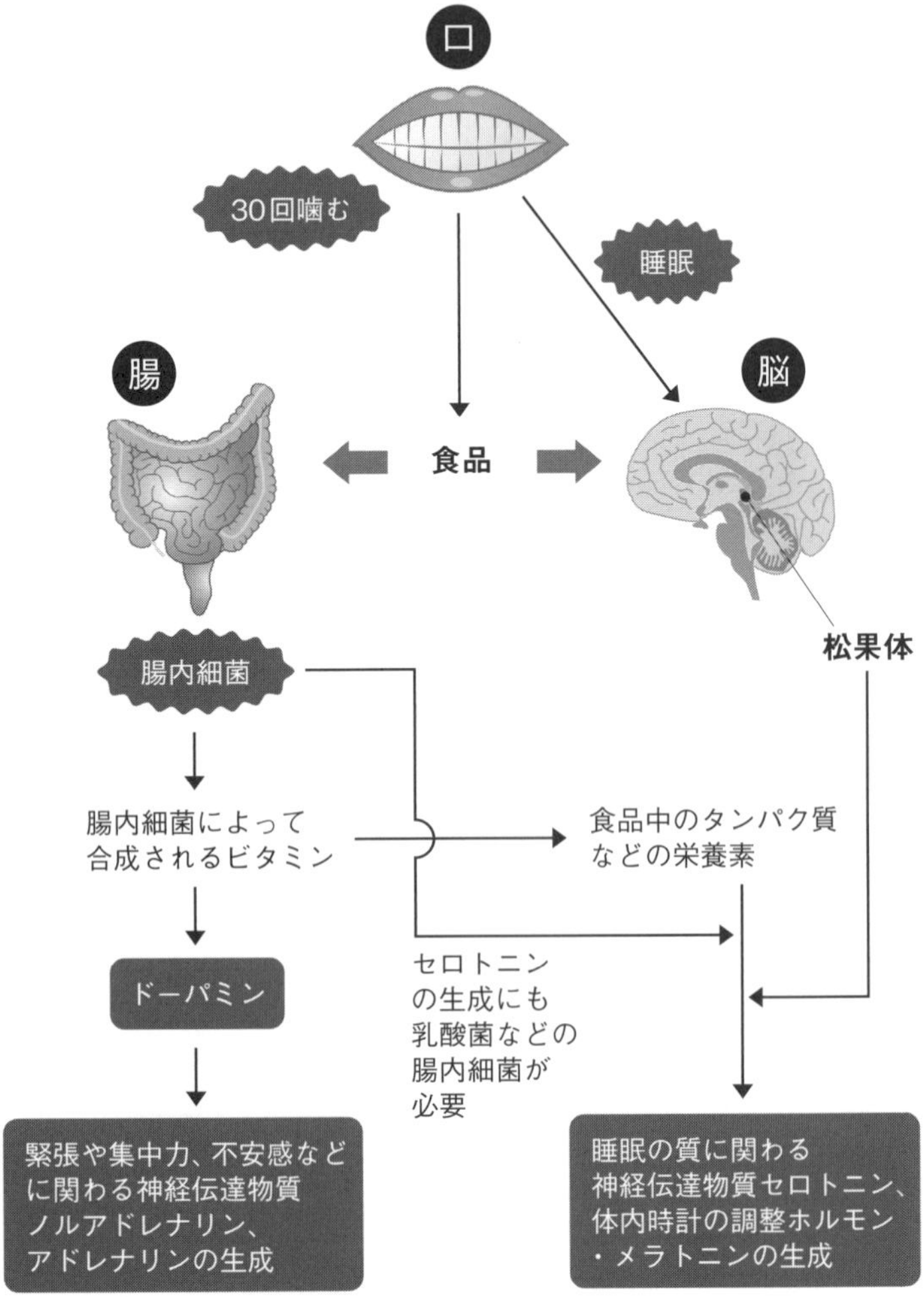

ル、恋愛などへの依存や過食を招くほか、覚醒作用があることから睡眠を妨げて不眠の原因にもなります。

その逆にドーパミンが不足すると、無気力、無関心になるほか、学習能力や集中力が低下したり、疲れやすくなったりストレスに弱くなったりします。そして、ドーパミンが過剰に分泌されたときとは反対に過眠傾向が現れます。ドーパミンの覚醒作用が発揮されないため、どうしても眠気に勝てないのです。

これらのことから、「良い睡眠」は口腸脳相関の観点から考えなければならない、と理解されます。脳へ送るセロトニンとドーパミンを腸で正常につくり出すために、どんな食べ物を口に入れるべきなのかということを、よく考えてみる必要があるのです。

腸内細菌が良い状態に保たれていると、「良い睡眠」となる

次に紹介する研究結果は口腸脳相関を明確に証明しています。

便秘のグループと便秘ではないグループに分けて睡眠の状態を調査した結果、便秘のグ

ループは寝ている途中で起きてしまう（中途覚醒時間）の割合が大きく、睡眠障害の傾向があることが分かりました（グラフ⑤－2）。

また、便秘のグループは就寝時刻や睡眠時間、睡眠習慣などが不規則な傾向があり、そこからも、腸内環境は眠りに直結していることが分かります。端的に言えば、悪い腸内環境は「悪い睡眠」を招き、良い腸内環境は「良い睡眠」を招くということです。

グラフ⑤-2　「睡眠の質」を悪化させる便秘傾向

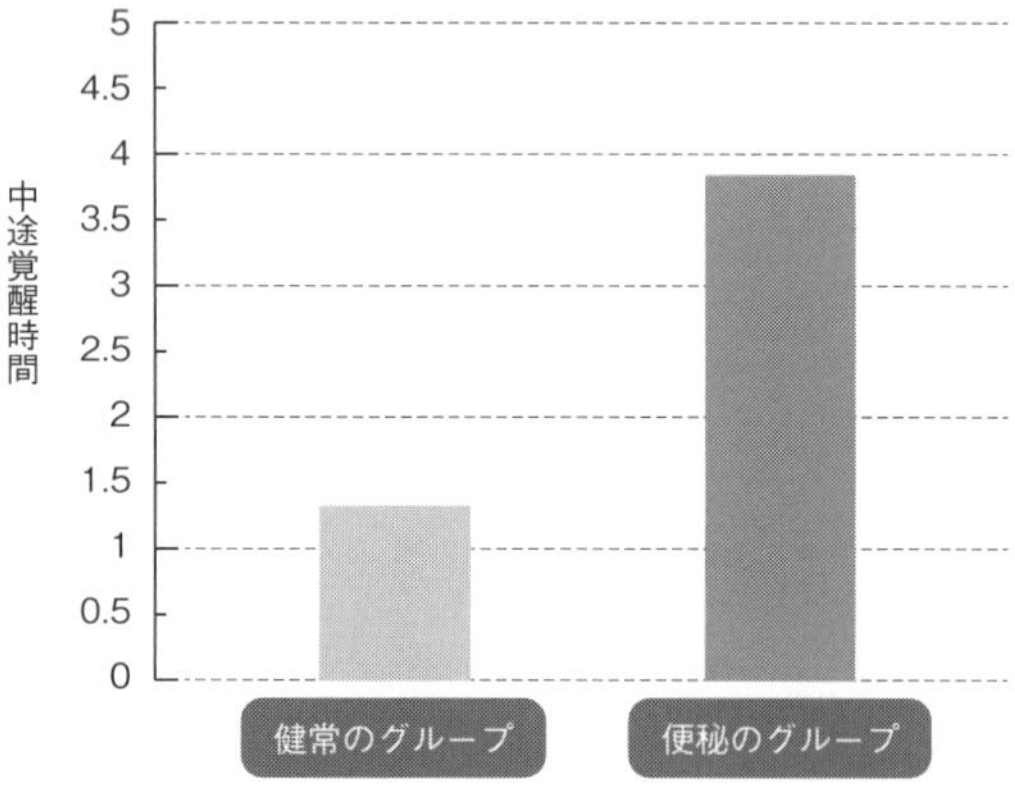

＊「Journal of Physiological Anthropology」27（Ono S et al）を基に作成

これには、セロトニンやドーパミンなどの神経伝達物質のほか、ムラミルペプチドという物質も関わっています。

腸内細菌を含む微生物の周りにある細胞壁では、ムラミルペプチドという物質がつくられます。通常、このムラミルペプチドは病原菌に感染したときに発熱と眠気を誘発しますが、風邪をひくと熱が出て眠くなるのはその作用によるものです。

この腸内細菌のつくるムラミルペプチドは、病原菌に感染しなくても眠気を誘発してくれます。つまり、腸内細菌が良い状態に保たれていると「良い睡眠」が促されるのです。

米飯を主食にすると持久力が増す

腸内細菌をいい状態に保つには、味噌や納豆など発酵食品の積極的な摂取が有効です。発酵食品は腸内に良い細菌を増やすからです。

そのほか「野のもの、山のもの」も推奨されます。山のものとはアーモンドやクルミ、カシューナッツなどの堅果類のこと、野のものとは大根、ニンジン、豆類など畑で採れるものを指します。

それを踏まえると、日本の伝統的な食生活は腸内細菌を増やし、「良い睡眠」へ促すものであることが分かります。

日本の伝統的な食生活の中でも特に私が強調したいのは、米飯を主食とすることです。

炭水化物はパンなど粉食の形でも摂ることができますが、米飯のような粒食で摂ったほ

グラフ⑤-3　米食による最大酸素摂取量・背筋力への影響

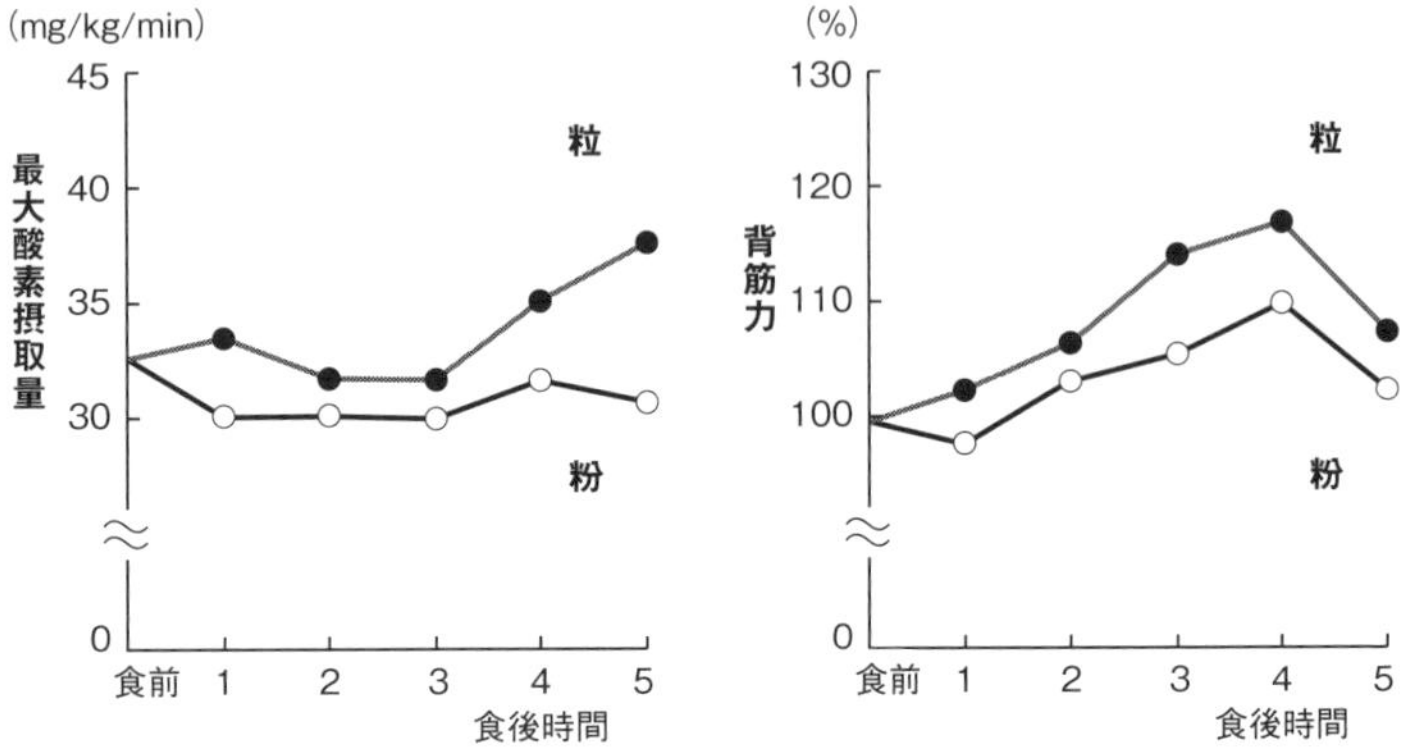

＊「広島県立女子大学生活学部紀要」9（加藤秀夫ほか）を基に作成

うがよりプラスの働きとなります。

米の粒食と粉食で比較した研究では、同じ米であっても粒で摂ったほうが、最大酸素摂取量と背筋力を向上させることが分かっています（グラフ⑤－3）。

最大酸素摂取量は持久力の指標です。スポーツをする人は米の粒食、つまり米飯を常食したほうがいいでしょう。もちろん、スポーツをしない人も米飯がいいことは言うまでもありません。

また、最近は小麦に含まれるグルテンというタンパク質が腸に炎症を起こすことがあるとして避ける人が増えていますが、米飯にはグルテンが含まれていないので、その点でも主食として最適だといえます。

必須アミノ酸をバランスよく摂れる「錦色米《にしきいろまい》」のすすめ

世界を見渡すと、米や小麦以外にも大豆など豆類を主食とする国もあるようです。実際、大豆は栄養バランスのよい食物だといえます。

必須アミノ酸といわれる九種類のアミノ酸は体内で十分な量を合成できないので、食事によって摂取する必要があります。つまり、毎日食べる主食にはこの九種類の必須アミノ酸をバランスよく含むものが最適ということです。

炭水化物を豊富に含み主食として食べられている白米、トウモロコシ、小麦粉、大豆で比較したところ、九種類の必須アミノ酸をまんべんなく含んでいるのは大豆であることが分かっています（グラフ⑤－４）。

現代のような栄養学のない時代の人々も、経験的にこのことを知っていたのでしょう。多くの国の伝統的な食習慣では、豆類によって必須アミノ酸のバランスを補うような食べ合わせが継承されています。

グラフ⑤-4　各種食品のアミノ酸スコア（必須アミノ酸）

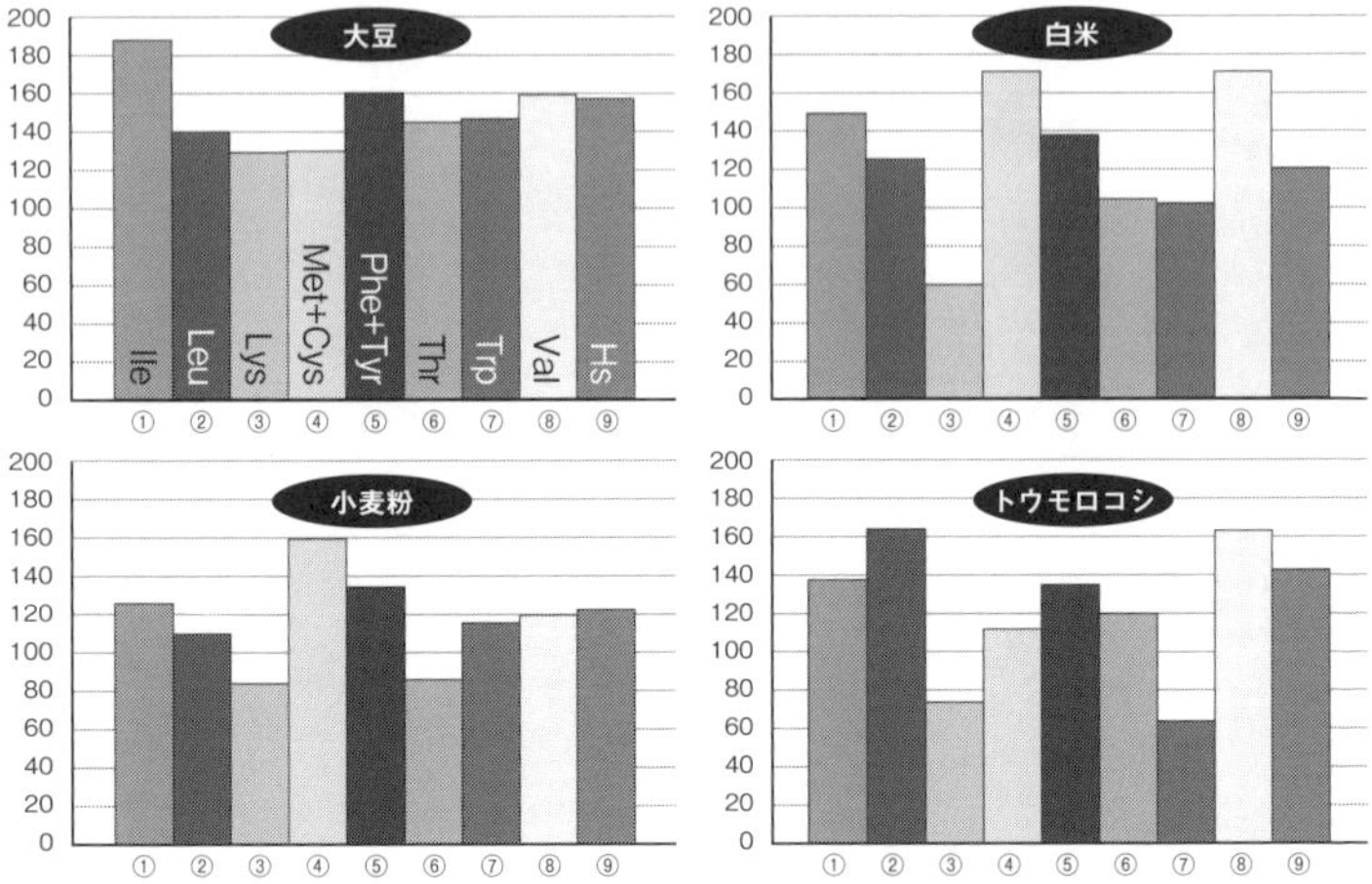

①Ile：イソロイシン　②Leu：ロイシン　③Lys：リジン　④Met+Cys：メチオニン＋システィン　⑤Phe+Tyr：フェニルアラニン＋チロシン　⑥Thr：トレオニン　⑦Trp：トリプトファン　⑧Val：バリン　⑨Hs：ヒスチジン

＊アメリカ農務省農業調査局の資料を基に作成

たとえば、アジア地域では米と豆の組み合わせが、中東では小麦と豆の組み合わせが、アメリカ先住民たちの間ではトウモロコシと豆の組み合わせが伝統的食習慣として継承されてきました。

日本においては、米に豆類を混ぜて炊いた豆ご飯を主食にすると、手軽にバランス良く必須アミノ酸を摂取できるでしょう。

白米のGI値（血糖値を上昇させる速さ）は高いのですが、豆類のGI値は低いので、この両者をミックスすると、GI値を適切な範囲に収めることになります。

図⑤-7　錦色米の作り方

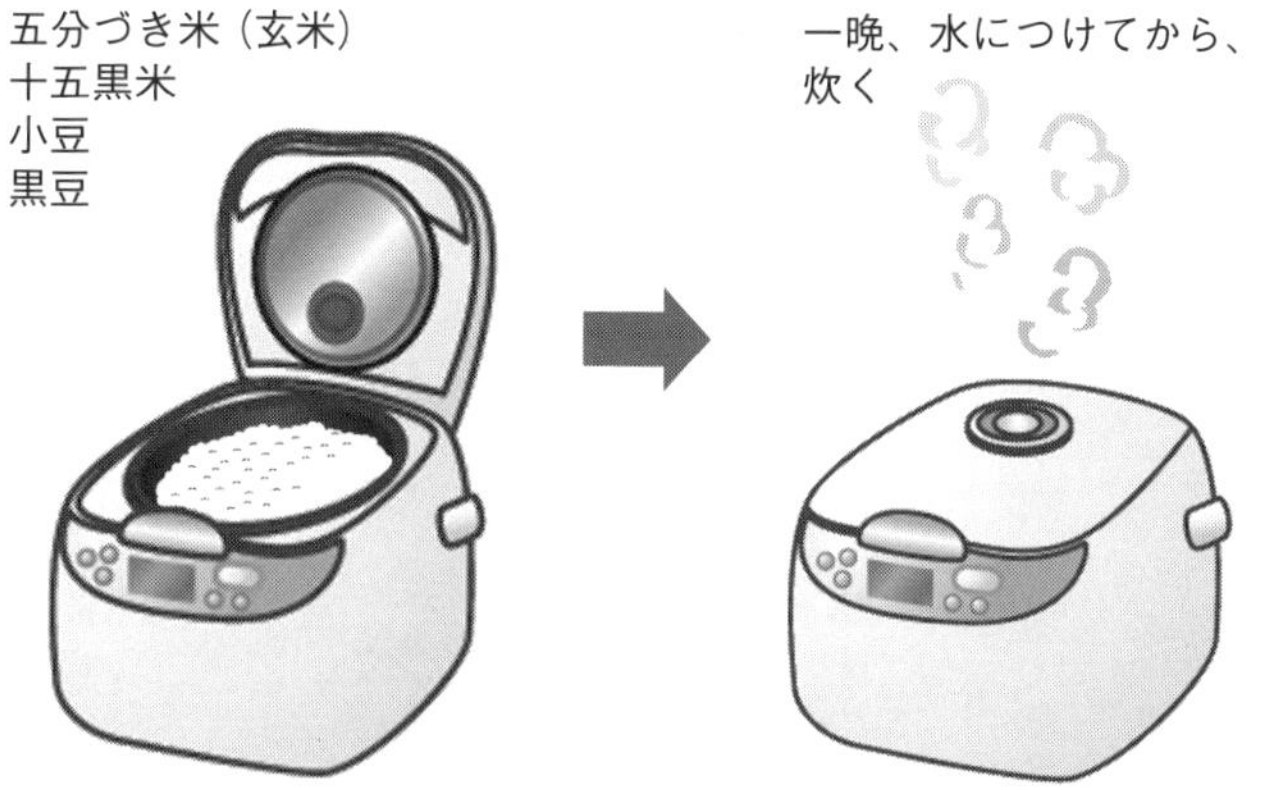

さらに、色のついた豆類は抗酸化作用のあるポリフェノールが豊富であることから、私は色つきの豆類を混ぜ込んだ「錦色米」というご飯を主食として提唱しています。

◎錦色米の作り方

五分づき米、あるいは玄米に十五黒米、小豆、黒豆を混ぜて炊いたものが「錦色米」です。これは、錦色に炊き上がることからの命名です。

米に混ぜる穀物や豆は国産を選んでください。海外産にもいいものはあると思いますが、選び方がよく分からない場合は国産を選んでおいたほうが安全性の面で確実です。

乾物の豆は水で戻すのが面倒という人も多

いようですが、夜九時に米を研いで、そこへ小豆や黒豆も一緒に入れておき、朝六時に炊飯器のスイッチを入れれば、七時には豆の部分も十分柔らかくなった錦色米を食べられます（図⑤－7）。

朝食はパンではなく米飯を

朝食はパン食という人も多いようですが、私はパンではなく、この錦色米を強くすすめます。その理由は、まず先ほどの「粉食より粒食が体にいい」というのが一つ。もう一つは、市販のパンには遺伝子組み換え小麦が使われていたり添加物が多かったりすることが挙げられます。

現代人の食卓から遺伝子組み換え食品や食品添加物を完全になくすのは難しいことですが、せめて主食くらいはそういったものを避けたいところです。

そういう意味では、コンビニの弁当やおにぎりに使われている米飯も問題です。

そこには添加物がたっぷり加えられており、余り物のコンビニ弁当やおにぎりが養豚場のエサに回された結果、そこの豚に肥満や死産、奇形、虚弱体質化などの症状が現れたとも報道されています。大変、恐ろしい話です。

ここで参考までに、私の朝ごはんを紹介しておくと、主食は錦色米で、そこにじゃこと大根おろし、納豆と味噌汁、さらに手作りの野菜ジュースを基本としています。

納豆と味噌汁は発酵食品ですから腸内細菌を整えます。また、先ほど見たように、大豆は必須アミノ酸をバランスよく含むことから、味噌汁に使う味噌は大豆だけを使った八丁味噌で添加物のないものを使っています。

それから、梅干しを付け加えることもありますが、減塩梅干しには遺伝子組み換えの果糖ブドウ糖液糖が添加されていることも多いので、昔ながらの製法で作られた梅干しを選ぶようにしています。

なお、手作りの野菜ジュースは腸内細菌のバランスを保つのに必要な栄養や食物繊維を補うために飲んでいます。これも作り方を紹介しておきましょう（図⑤－8）。

図⑤-8　野菜ジュースの作り方

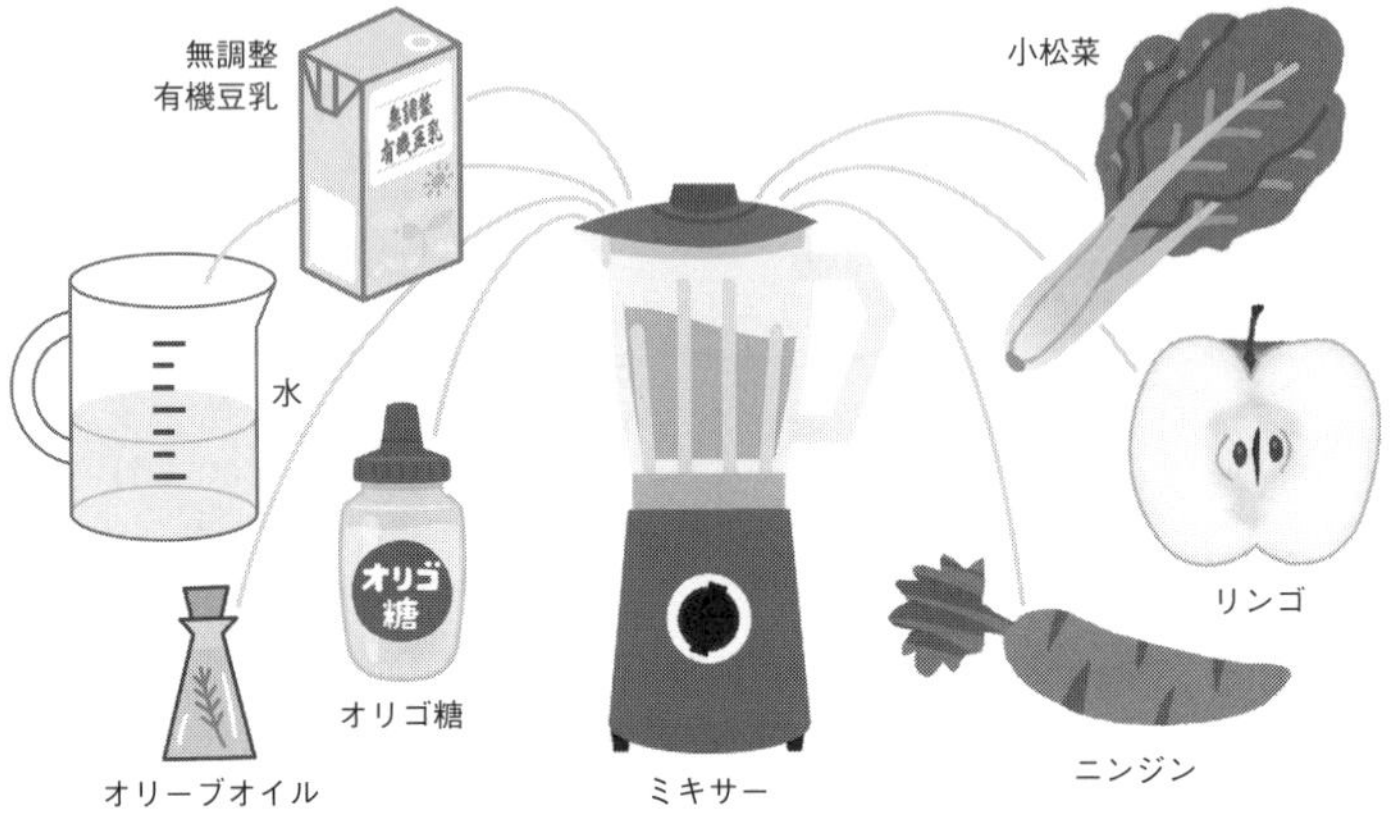

◎野菜ジュースの作り方（四人分）

《材料》

小松菜三束、リンゴ（中）二分の一個、ニンジン三分の一本、無調整有機豆乳二〇〇ミリリットル、水一八〇～二〇〇ミリリットル、オリゴ糖大さじ一強、オリーブオイル少々。

《作り方》

①小松菜は根元から二センチ程度を切り捨て、二度水洗いし、約三センチ幅に切る。リンゴはまず縦半分に切り、それから一・五センチ幅に切る。ニンジンは縦半分に切ってから、約七ミリ幅に切る。

②豆乳、オリゴ糖、半分量の水と①で切った材料をミキサーに入れ、二～三分ほど回す。

③好みでオリーブオイルを加える。

お母さんの腸内環境が子どもにも影響する

食事の話が長くなりましたが、これは先に述べたように、悪い腸内環境は「悪い睡眠」を招き、良い腸内環境は「良い睡眠」を招くからです。

しかも、お母さんの腸内細菌の状態は子どもにも影響します。つまり、お母さんの食生活は子どもの睡眠にも影響を与えるということです。

福井大学で行われたマウスを使った研究ですが、腸内細菌の増殖を抑える抗生剤を妊娠中の母マウスに投与したところ、生まれた子マウスの行動に異常が確認されました。

これは、母マウスの悪い腸内環境が子マウスの行動に悪影響を与えたということです。

さらに、正常な母マウスから生まれた子マウスを生後すぐに、抗生剤を投与した母マウスに預けたところ、その子マウスにも行動に異常が見られました。

つまり、生みの母の腸内環境に問題がなくても、育ての母の腸内環境が悪いと子に問題が生じるということです。

その研究結果から、お母さんは妊娠中だけでなく、子育て中にも腸内環境を整えておかないと、子どもに悪影響を与えるかもしれない、ということがいえます。腸内細菌のバランスを整える食生活は子育てにも重要だということです。

子育てについてもう一つ言うと、最近のお母さんの中に子どもの目を見て育てていない人がいることも気にかかります。

子どもはおっぱいを吸うときにお母さんの顔を見ているのに、お母さんはテレビや本、スマホなどを見ている。これは良くありません。

子どもへのスキンシップは脳から伸びている神経を発達させる働きがあるので、赤ちゃんとの触れ合いや、その目をきちんと見ることは健全な成長のために何より大切です。特に、おっぱいを与えるときに赤ちゃんの目を見ないのは、育児放棄に等しいといっていいでしょう。

「第3章」で幼児への口移しの重要性について述べましたが、そのスキンシップという観点からも口移しは有益といえます。

朝食のすすめ「早寝、早起き、朝ごはん」

さて、ここまで腸内細菌の観点から食生活が睡眠に与える影響を見てきましたが、食事の中でも特に鍵となるのが朝食です。

私は患者さんに「早寝、早起き、朝ごはん」ということを強調していますが、それくらい「良い睡眠」と朝食との間には密接なつながりがあります。第一章で体内時計の説明をしましたが、実は朝食はこの体内時計にも関係するのです。

すでに説明しましたが、脳にある中枢時計（視交叉上核）は光の刺激に影響を受けると、眠気をもたらすホルモンであるメラトニンの分泌を止めます。これは、起床時に明るい光をしっかり浴びると、中枢時計が働き出すということです。

一方、脳の視交叉上核にある中枢時計が脳時計や臓器に存在する末梢時計に、「起きる時間だ」と認識させるのです。

また、中枢時計が朝日によって脳時計と末梢時計の時刻合わせをしますが、朝食によっても時刻合わせが行われるのです（図⑤－9）。

すると、そこから十六時間ほど経ったころには自然に眠くなるので、早起きした人は自然に早寝ができます。そして、早寝ができると次の日の朝に早起きできます。

だから、「早寝、早起き、朝ごはん」なのです。

そのように、光と朝食の両方で体内時計を調整すると、起床時にしゃっきりと目が覚め、自然と早起きができるようになってきます。これが「良い睡眠」です。

その逆に、就寝前に部屋が明るいままだったり夜食を摂ったりすると、体内時計は就寝すべき時刻になっても「寝る時間だ」と認識してくれず、就寝時間は遅くなっていき、「悪い睡眠」となります。

起床時の光と朝食が「良い睡眠」をつくると覚えておいてください。

ただ、ここで重要なのが朝食の内容です。

体内時計の時刻合わせを行うには、インシュリンをある程度上げる朝食が必要なので、主食を抜くなどの糖質制限食ではいけません。だからといって、ＧＩ値が高い食事も良くないので、主食は糖質を含みつつもＧＩ値が低いものが理想とされます。先に紹介した錦色米などはその一例です。

図⑤-９　中枢・末梢時計に影響を与える朝日と朝食

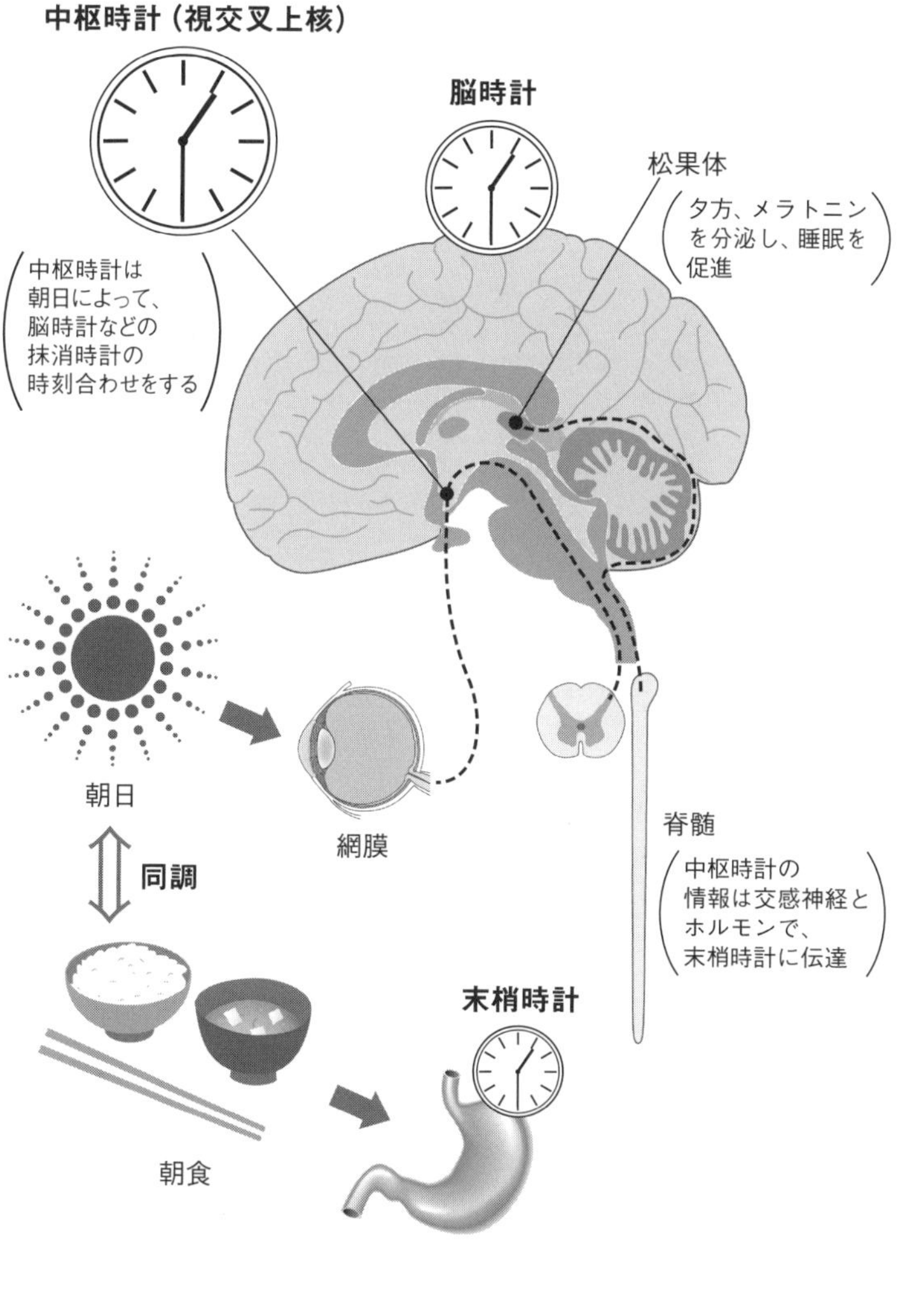

朝食を簡単にすませる生徒はいじめっ子になる

社会人には朝食を摂らない人も多いようですが、学生に対しても「朝食をしっかり摂りましょう」と指導しています。

しかし、いったん「悪い睡眠」のサイクルに入ってしまうと、就寝時刻が遅いために早起きできず、朝食を抜いたり軽くすませたりしてしまいがちです。

小中学生の就寝時刻を学年別に見てみると、学年が上がるほどに就寝時刻が遅くなる傾向が見られ、中学三年生では実に二〇パーセント以上の生徒が二十四時以降に就寝しています（グラフ⑤－5）。

そして、就寝時刻と朝食の関係を見てみると、就寝時刻が遅いほど朝食を抜いたり軽くすませたりする生徒が増えてくることが分かります。

軽い食事でも食べないよりはいいと思うかもしれませんが、朝食にパンとコーヒーといった食事やおにぎりだけといった食事しか摂っていない生徒の多くは、カッとしやす

グラフ⑤-5　学年別の就寝時刻と朝食の関係

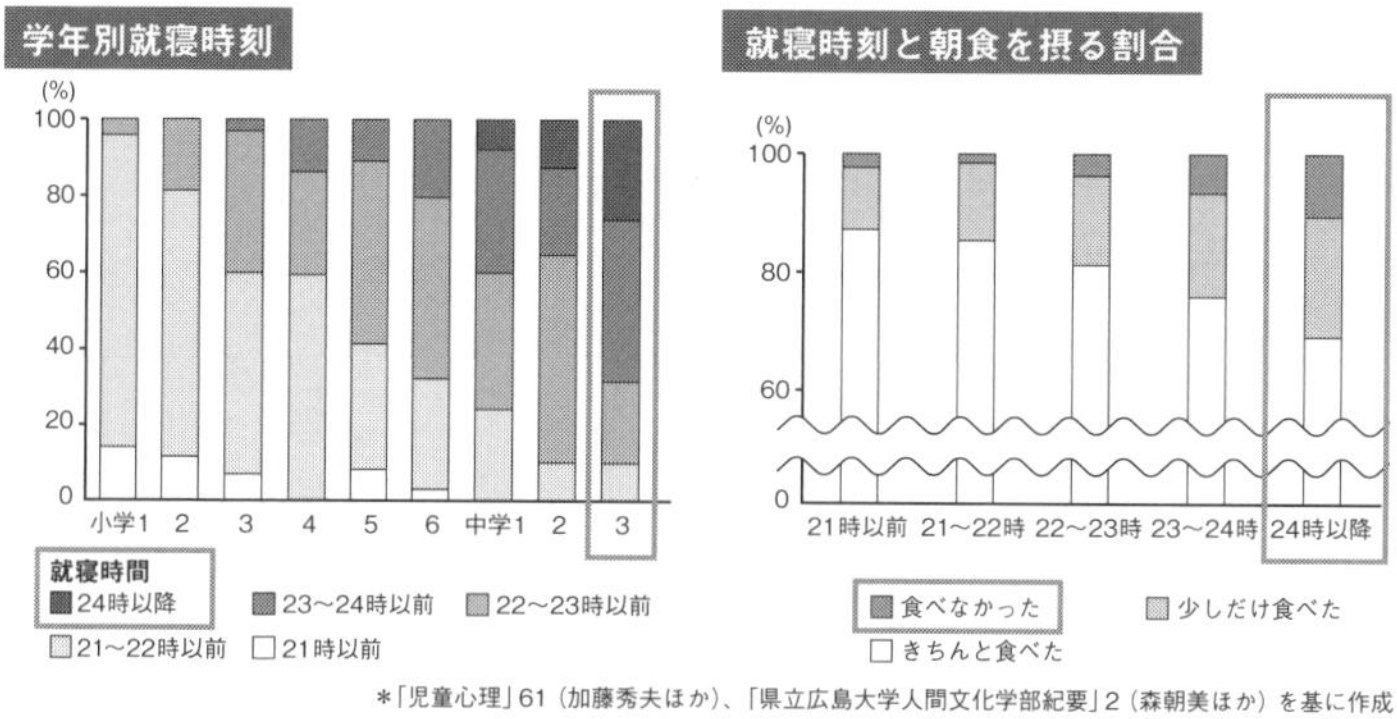

＊「児童心理」61（加藤秀夫ほか）、「県立広島大学人間文化学部紀要」2（森朝美ほか）を基に作成

グラフ⑤-6　欠食やバランスの悪い朝食が子どもの心と体の健康に与える影響

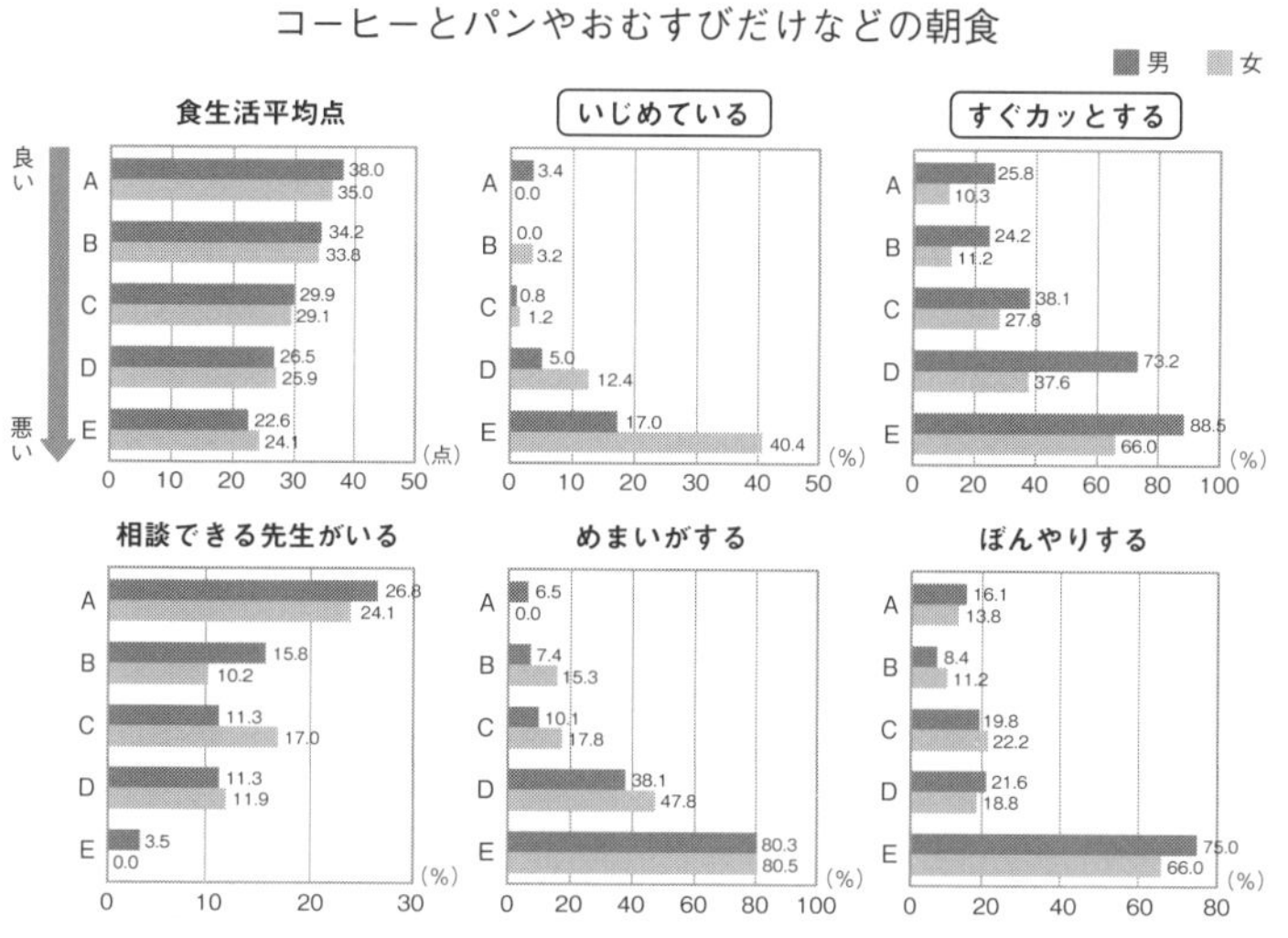

＊東京都学校保健給食大会（１９９８年）の資料（鈴木雅子）を基に作成

かったり、ほかの生徒をいじめたりしています（グラフ⑤-6）。

これは、朝食の内容が栄養的に不足していて、脳を維持するブドウ糖が十分でないために、アドレナリンなどの闘争ホルモンを分泌して肝臓などからブドウ糖を絞り出そうとするためでしょう。

では、どうすればいいのか。

子どもたちにきちんとした朝食を摂らせるには、家族全員が「早寝、早起き、朝ごはん」の意識を持つことが大切です。

これは当然のことで、たとえば、親が夜更かしをして夜食を摂っていたら、子どもも食べたがります。また、親がしゃっきり起きられず簡単な朝食にしてしまうと、子どもはそれを食べるしかありません。

だからこそ、家族全員が「早寝、早起き、朝ごはん」の意識を持つべきなのです。

しかも、親の食習慣が子どもに与える影響は、実は妊娠中からはじまっています。

東北大学で行われたラットによる研究では、母ラットを朝型の食事スケジュールにした場合、胎児ラットの体内時計（脳時計、末梢時計）も朝型になり、その逆に母ラットを夜型の食事スケジュールにすると、胎児ラットの体内時計も夜型になることが分かっています。

これはラットの研究ですが、おそらく人間の母子でも同じでしょう。

つまり、子どもの「早寝、早起き、朝ごはん」は、妊娠中のお母さんの「早寝、早起き、朝ごはん」にかかっているのです。

腸内環境と体内時計を整えて、「悪い睡眠」を「良い睡眠」へ

ここで、腸内環境と体内時計を整えて「悪い睡眠」を「良い睡眠」へ変える食生活をまとめておきます。

基本は一日三食。塩分が強いとつい食べ過ぎてしまうので、おかずの塩気は控えめに。

朝食は七時ごろにしっかり摂ります。時間は各自の都合に合わせて前後してかまいません。

主食には私の錦色米をすすめますが、各自、ＧＩ値や必須アミノ酸のバランスを考えて工夫してもいいでしょう。

一方、夕食は夜八時までにすませます。食事量は少なめに。動物性タンパク質も少なめがいいでしょう。また、脂っこいものを夕食に食べると肥満や糖尿病になりやすいので、ここも注意したいところです。

「悪い睡眠」の人はどうしても欠食率が多く、食事内容も栄養バランスを考えないものになりがちです。その悪循環から抜け出すには、しばらくの間、頑張って早起きして朝食を摂ることで「早寝、早起き、朝ごはん」のサイクルをつくっていくしかありません。

ここでは朝に起きる人のケースで説明しましたが、夜勤の人などは、最初に摂る食事を「朝食」とみなし、置き換えて考えてください。

眠れないときには、このストレッチを

「悪い睡眠」を「良い睡眠」へ変えるためのヒントをいくつか補足しておきます。

ここまで「悪い睡眠」「良い睡眠」という言葉を用いてきましたが、何が「良い睡眠」であるかは人によって異なっているので、七時間寝ないとダメ、朝何時に起きないとダメ、

といったことはありません。各自の体質や体調に合わせて、睡眠時間や起床時刻は多少前後してもいいのです。

ただ、就寝時刻が遅かったり、床に入る直前までテレビやスマホの明るい画面を見ていたりするのは「悪い睡眠」へ直結するので、そこは注意が必要です。

また、普段からストレスがあると「良い睡眠」をとりにくいので、息を吸うときにお腹が膨らみ、吐くときにへこむ腹式呼吸を日ごろから行っておきます。

腹式呼吸では横隔膜がよく動くので、その近くにある副交感神経が刺激されます。副交感神経は簡単に言えば、リラックスを促す神経です。また、腹式呼吸には腸のぜん動を促す作用もあるため、この呼吸自体に腸内環境を整える働きがあります。

さらに、これを続けていくと血行が良くなり冷え性なども解消されるため、特に冬などはよく眠れるようになります。また、便秘の改善もみられます。

腹式呼吸については、「口唇ベロ体操」のところで「お腹の運動＝パパ・ママ・フーフー運動（腹式呼吸）」として紹介しています。

次に、リラックスして眠りに入りやすくなるストレッチを紹介しておきましょう。一般に知られている運動に、私なりの工夫を加えたものです。

図⑤-10　呼吸筋ストレッチ

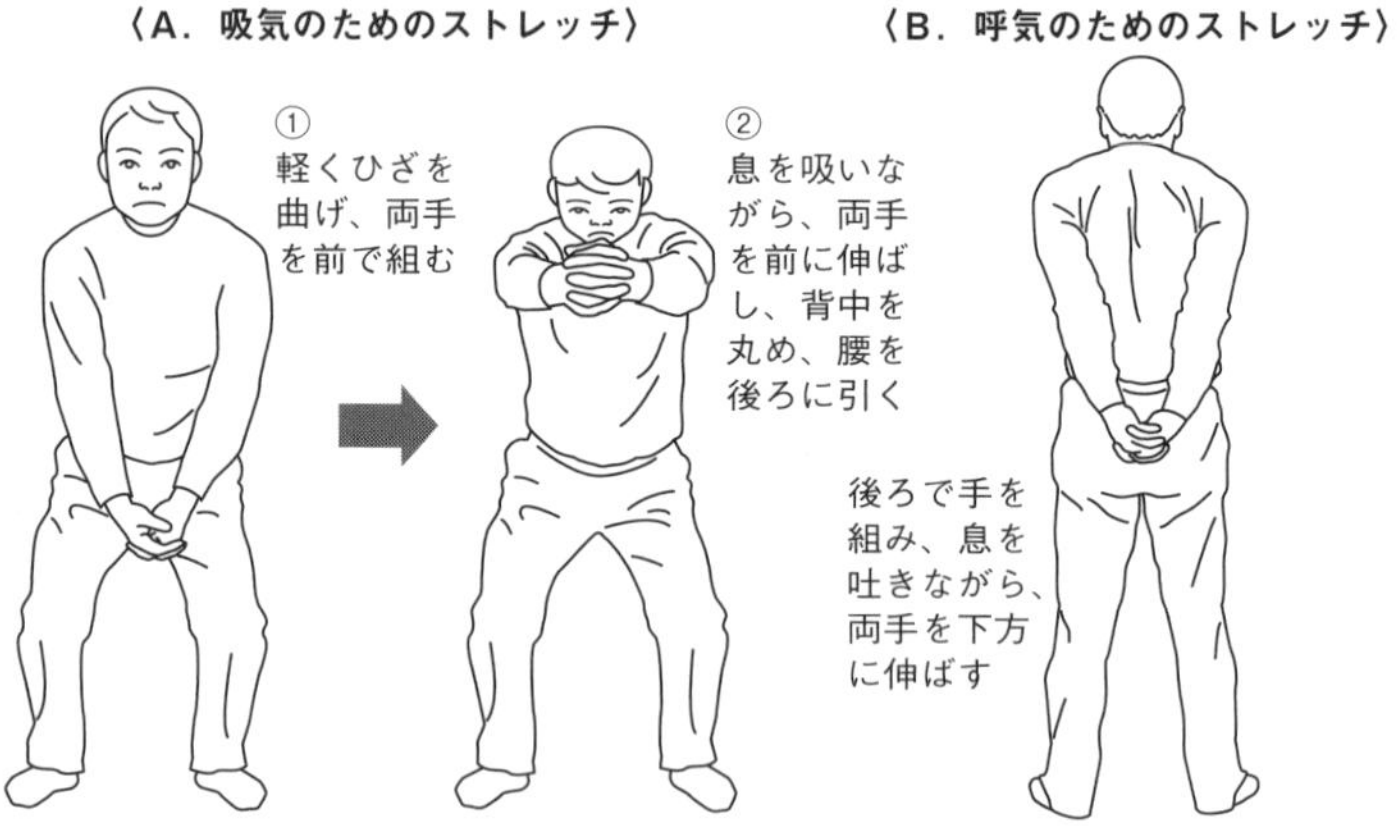
〈A．吸気のためのストレッチ〉
①
軽くひざを
曲げ、両手
を前で組む
②
息を吸いな
がら、両手
を前に伸ば
し、背中を
丸め、腰を
後ろに引く
〈B．呼気のためのストレッチ〉
後ろで手を
組み、息を
吐きながら、
両手を下方
に伸ばす

□呼吸筋ストレッチ（図⑤－10）

〈A〉吸気のためのストレッチ

①軽くひざを曲げ、両手を前で組みます。

②息を吸いながら両手を前へ伸ばし、同時に腰を後ろへ引きます。ひざの頭が足先よりも前へ出ないように注意します。

このとき、背中の上部や肋骨の前側を意識してよく伸ばします。

〈B〉呼気のためのストレッチ

①後ろで手を組みます。

②息を吐きながら両手を下方向へ伸ばし、腹筋やわき腹をよく伸ばします。

図⑤-11　全身ストレッチ

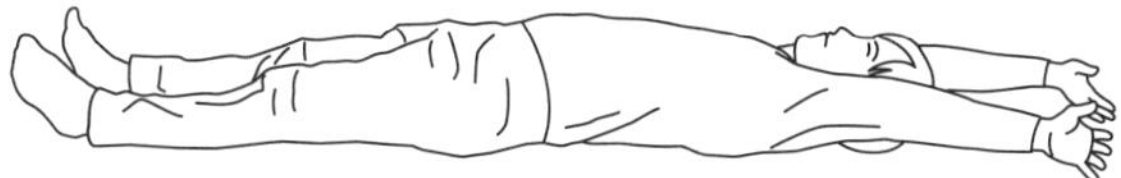

①②両手を挙げて仰向けに寝て、両手の平を上にする

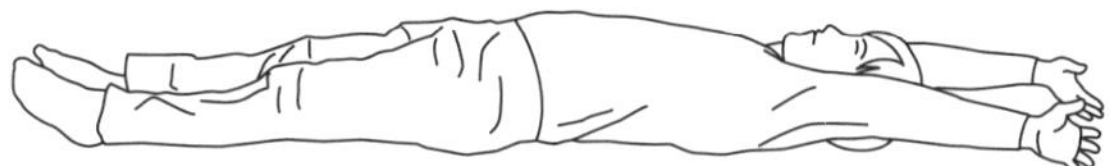

③体を手先方向、足先方向へ伸ばす

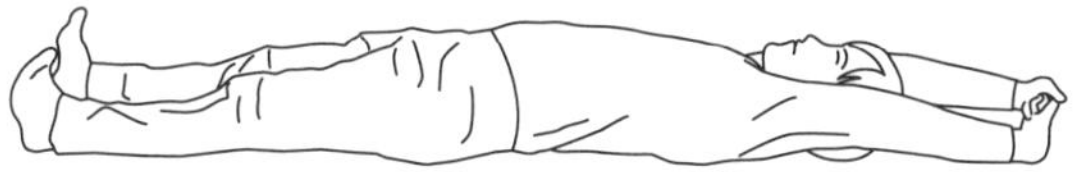

④⑤手の平を上にしたまま両手を組み、足首を反らして、かかとを押し出す

もう一つ、寝床に入ってからのストレッチも紹介しましょう。

体を縦に伸ばすことで、リラックスして眠りに入りやすくなります。体の緊張が抜けず、なかなか眠りに入れない人はこれを試してみてください。

■全身ストレッチ（図⑤－11）

①両手を挙げて、あお向けに横たわります。
②伸ばした両手の手のひらを上に向けます。
③体を手先方向と足先方向それぞれへ伸ばし、特に体の前面を伸ばすイメージで全身をストレッチします。このとき足先も伸ばすこと。約十秒間制止。
④次に両手を組んでひっくり返し、足首を反

らしてかかとを押し出します。
⑤体を手先方向と足先方向それぞれへ伸ばし、特に体の後ろ面を伸ばすイメージで全身をストレッチします。約十秒間制止。

なお、いびきをかくなど、ＯＳＡＳの心当たりがある人は、就寝時にあお向けではなく横向きで眠ると舌根が上気道に落ち込みにくくなり「良い睡眠」を維持しやすくなります。横向きだと体が落ちつかない人は抱き枕などを使うといいでしょう。

以前、テレビ番組で、寝るときにテニスボールを入れたポシェットを背中に回して着けておけば、仰向けに寝られないので、ＯＳＡＳの人にはいいと紹介されていました。私自身は試したことはありませんが、一つの方法かもしれません。

ただ、その横向き姿勢や、本章で紹介したそのほかの方法だけでは、十分に改善できない重症度のＯＳＡＳがあるのも事実です。

そこで次章では、病院や歯科医院で行うＯＳＡＳ治療について詳しくご説明しましょう。

第5章

OSASによる「悪い睡眠」も必ず改善できる

病院におけるOSASの保険診療

夜、何度も起きてしまったり眠りが浅かったりして、寝ても疲れが取れず、さらに家族からいびきを指摘されたとしたら、OSAS（閉塞性睡眠時無呼吸症候群）を疑いましょう。

OSASは医科（病院、医院）か歯科医院で対処できますが、まずは医科での保険診療について説明します（図⑥－1）。

OSASの可能性がある患者さんが来院した場合、病院ではまずオキシメトリ（パルスオキシメーター）による簡易検査を行います。

オキシメトリとは、指に装着したセンサや体位センサなどにより、血液中のヘモグロビンのうち、酸素と結びついているものの割合をパーセント表示する装置です。そこで表示される割合を動脈血酸素飽和度（SpO_2）といい、その低下は呼吸量の減少を意味します。

このオキシメトリによる簡易検査では、睡眠中の体位やいびきの状態などのほか、睡眠

図⑥-1　医科における OSAS の検査と治療の流れ

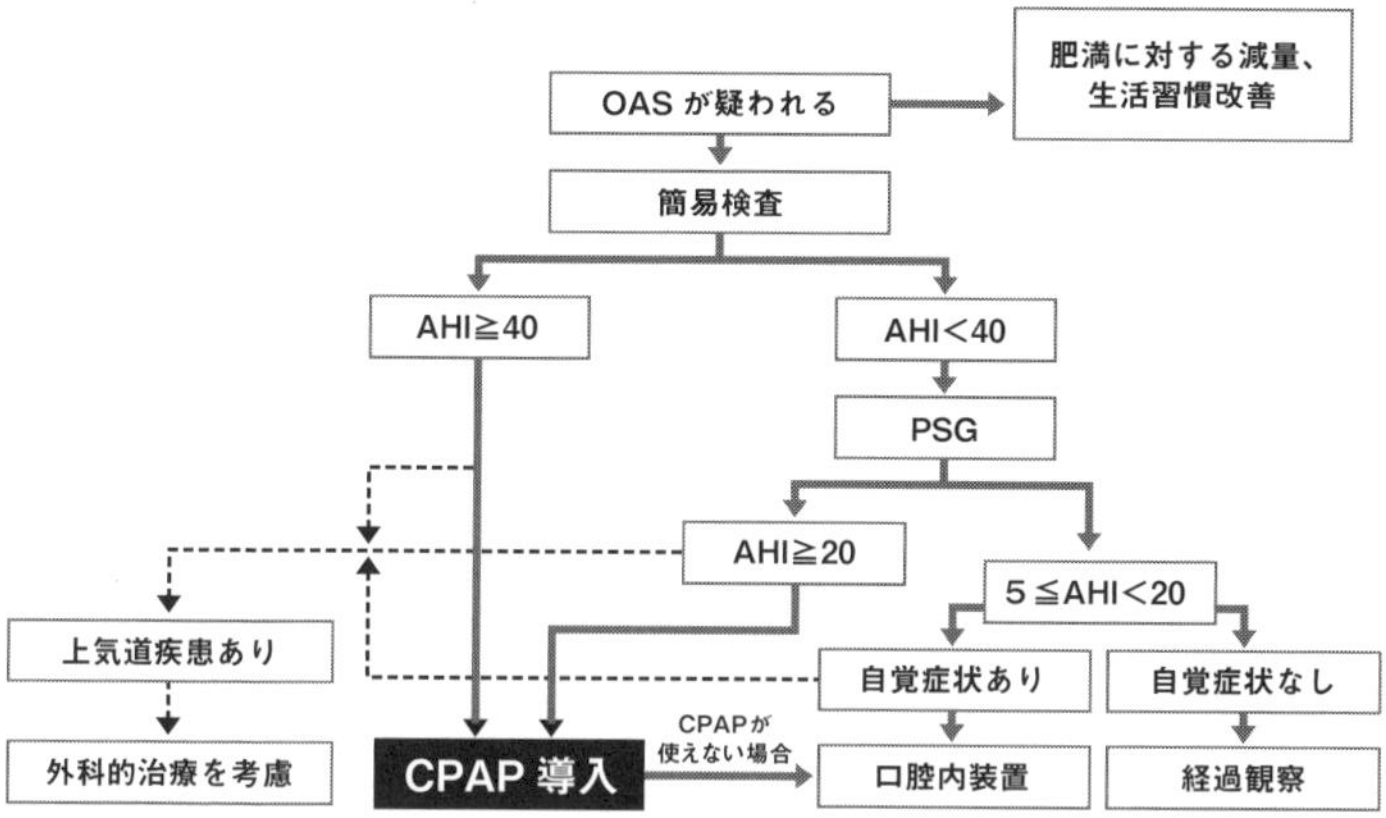

一時間あたりの無呼吸と低呼吸の合計回数である「ＡＨＩ（無呼吸低呼吸指数）」も調べます。このＡＨＩという指数が高ければ、ＯＳＡＳはより重症ということです。

この簡易検査でＡＨＩが四〇以上である場合、後述する「ＣＰＡＰ（シーパップ）療法」が適応となります。一方、ＡＨＩが四〇未満の場合は、ＯＳＡＳの精密検査にあたる「終夜睡眠ポリソムノグラフィー検査（ＰＳＧ）」も行います。これは、各種のセンサを体につけた状態で一晩眠り、その睡眠の状態を検査する装置による大掛かりな検査です。

終夜睡眠ポリソムノグラフィー検査で検査できるのは、簡易検査と同じ項目のほか、脳波や眼球運動、あごの筋電図、脚の筋電図、

図⑥-2　終夜睡眠ポリソムノグラフィー検査（PSG）

記録項目

① 脳波
② 眼球運動（レム睡眠・ノンレム睡眠）
③ あごの筋電
④ 脚の筋電
⑤ 心電図
⑥ 呼吸または抹消動脈波
⑦ いびき
⑧ 体位
⑨ 酸素飽和度
⑩ 脈拍数

⑥〜⑩：**簡易検査**
⑨〜⑩：**スクリーニング検査**

心電図などです（図⑥－2）。

この検査におけるＡＨＩが二〇以上の場合はＣＰＡＰ療法の適応となり、五以上、二〇未満でＯＳＡＳの自覚症状がある場合は、後述する「口腔内装置」が適応となります。また、自覚症状がない場合は経過を観察することになります。

なお、例外的な処置として、ＣＰＡＰ療法の適応となった患者さんでも、何らかの理由でＣＰＡＰ療法が使えない場合には口腔内装置の適応となるほか、上気道に疾患があってふさがりやすくなっている場合には、手術など外科的治療も検討されます。

ＣＰＡＰ療法とマウスピース（口腔内装置）療法

ＯＳＡＳ治療の第一選択となるＣＰＡＰ療法は、日本語では「持続陽圧呼吸療法」といい、その英語名である「Continuous Positive Airway Pressure（持続陽圧呼吸）」の頭文字から「ＣＰＡＰ」という表記が用いられています。

ＣＰＡＰ療法では、処方された空気をＣＰＡＰ装置から鼻を介して気道に送り、常に圧力をかけることで空気の通り道がふさがれないようにします。簡単に言えば、送り込まれた空気の風圧により、舌根などでふさがれそうになる部分を強制的に押し開くのです（写真⑥－１）。

このＣＰＡＰ装置を使うと、ほとんどの患者さんはその日のうちに低呼吸や無呼吸の状態がなくなります。

鼻をマスクで覆い、ベルトで頭部に固定するため、その違和感からかえって眠れないという人もいますが、重症のＯＳＡＳを患っている場合、ＣＰＡＰを使ったほうが使わなかった患者さんより長生きすることが分かっているので、この療法の適応となります。

一方、それほど重症でない患者さんには、口腔内装置の使用が検討されます。

これは、マウスピース療法ともいわれ、「スリープスプリント」というマウスピースにより、下あごを前へ突き出した状態で上下の歯を固定して下顎全体を前方へ移動させ、舌根の上気道への落ち込みを防ぎます。

写真⑥-1　CPAP（持続陽圧呼吸）装置による治療

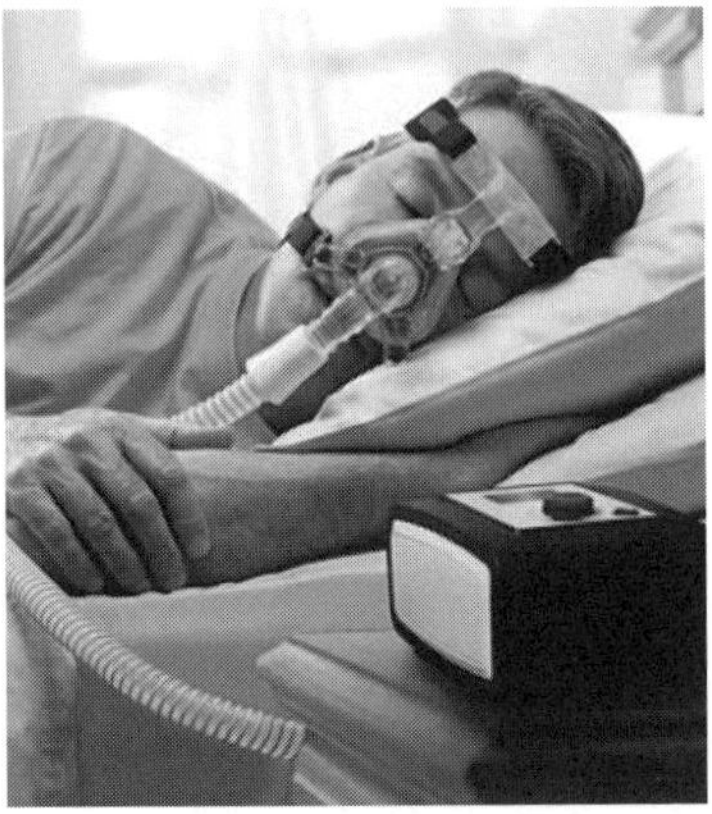

＊写真提供：フィリップス・レスピロニクス合同会社

CPAP治療時の気道の様子

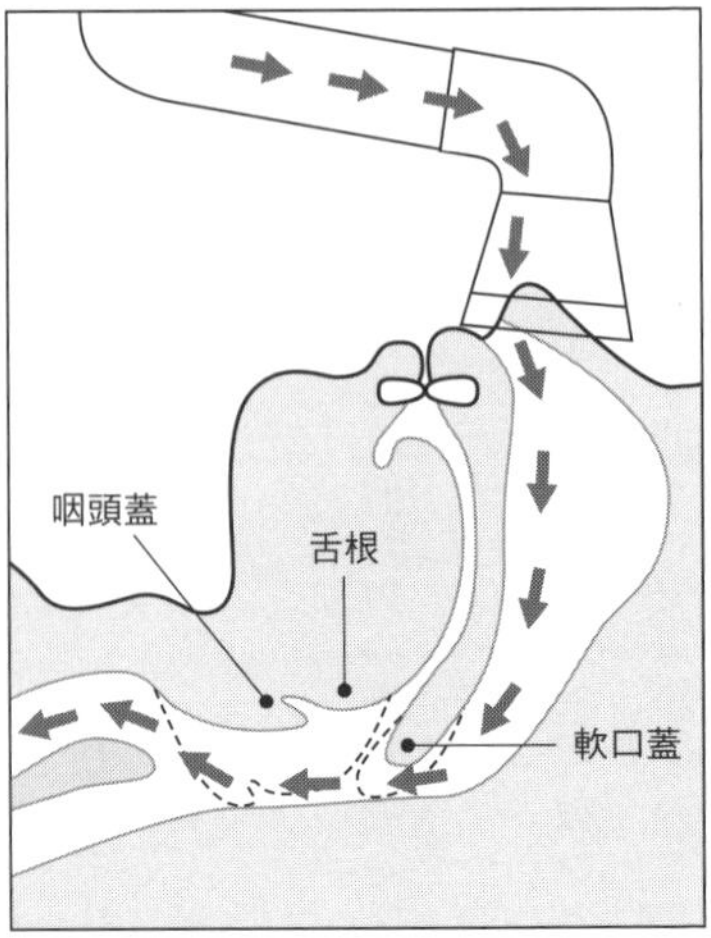

歯科医院におけるＯＳＡＳ診療

医科でＯＳＡＳと診断され、マウスピース療法が適応となった患者さんに歯科医院が紹介されることがあり、その場合、歯科医院での治療には健康保険が適用されます。

健康保険の適用は、医科で終夜睡眠ポリソムノグラフィー検査を行った結果、ＯＳＡＳと診断されること、一時間に十秒以上呼吸が停止する回数が五回より多いこと、そして、医師から歯科医院への治療依頼と情報提供が条件となります（図⑥－３）。

つまり、医科から歯科への治療依頼が健康保険適用の大前提ということです。

ただ、それとは別に歯科医が歯科治療中の患者さんのＯＳＡＳに気づくこともあります。歯科医は日常的に口内を見るので、ＯＳＡＳについての知識があれば、口内の状態を見て「いびきないですか？」と確認することができます。肥満があると当然いびきが疑われますし、狭窄歯列弓があると舌が奥に入り込んで、睡眠時にＯＳＡＳを招く可能性がありまず。歯科医はＯＳＡＳの第一発見者になる可能性が高いということです。また、第二章で紹介した「池尻式SAS簡易検査法」でも、OSASかどうかをある程度判断できます。

そういったことから、歯科医院において検査から治療まで一貫したOSAS診療ができないかと模索していたところ、歯科医院でもOSASの状態を正確に把握できる「ウォッチパット」という検査機器の存在を知りました。

この機器の登場のおかげで、スリープスプリントを用いるマウスピース療法の効果判定が容易になり、重症の患者さんには速やかに病院や医院を紹介するなど、医科との連携もスムーズにいきます。

図⑥-3　保険診療における検査・治療の流れ

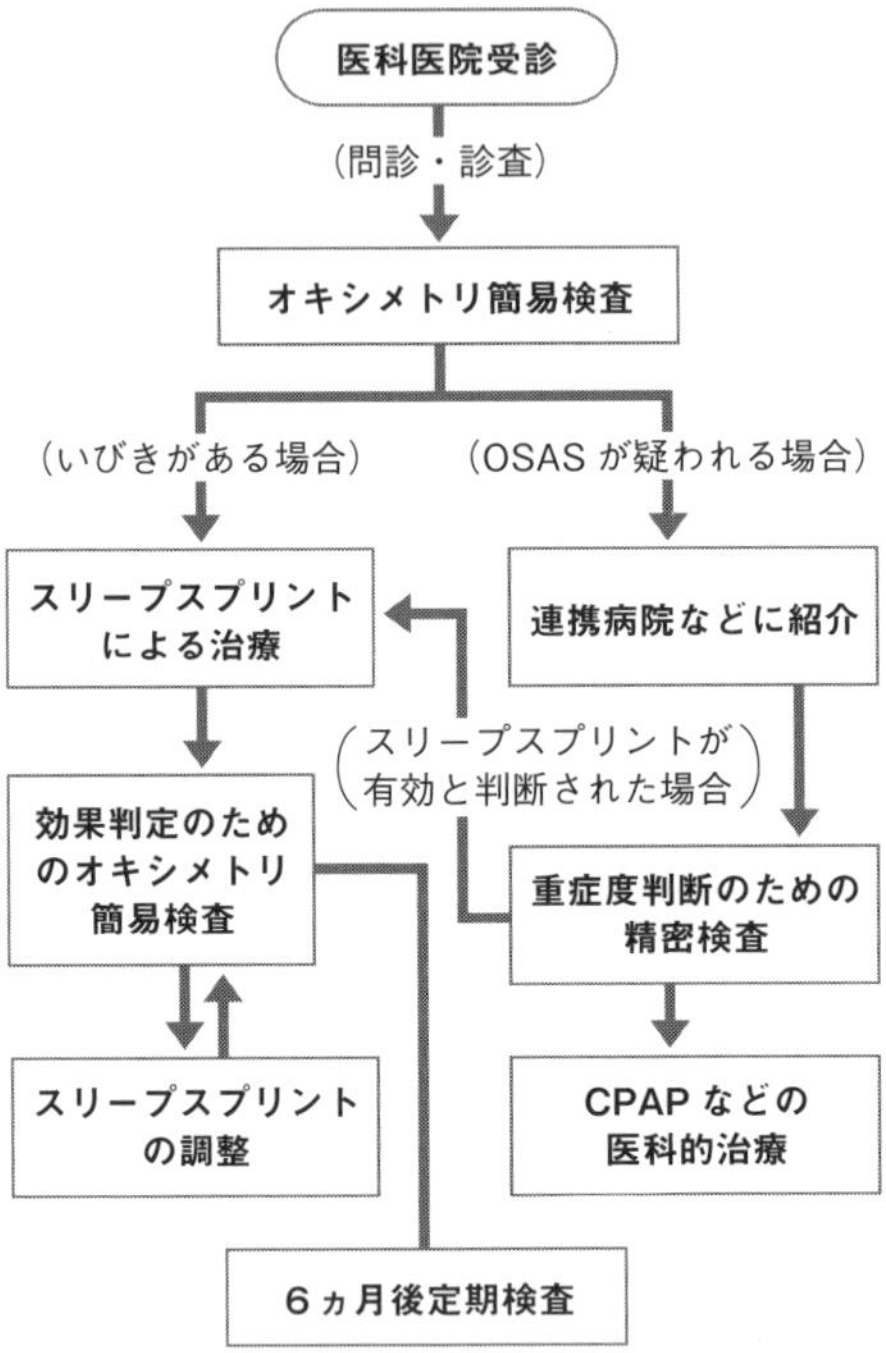

歯科医院でウォッチパットを使用して、一貫したOSAS診療を行う場合の患者さんにとってのデメリットは、

健康保険が適用されず、患者さんが治療費を全額負担する自由診療となる点です（図⑥－4）。

ただ、池尻歯科医院では、「e－OA（池尻式OA）」という独自のマウスピースにより患者さんの眠りの質をなるべく損なわないようにする工夫に加え、第四章で紹介した「口唇ベロ体操」などによりOSASの症状を根本から改善する指導を行っているため、自由診療であっても、患者さんには満足度の高いOSAS診療を提供していると自負しています。

一般的にマウスピース療法は比較的軽症のOSAS患者さんを対象としていますが、e－OAの場合、中等症以上の患者さんであっても、全身的に異常のない場合には症状改善

図⑥-4　池尻歯科の場合の自由診療の流れ

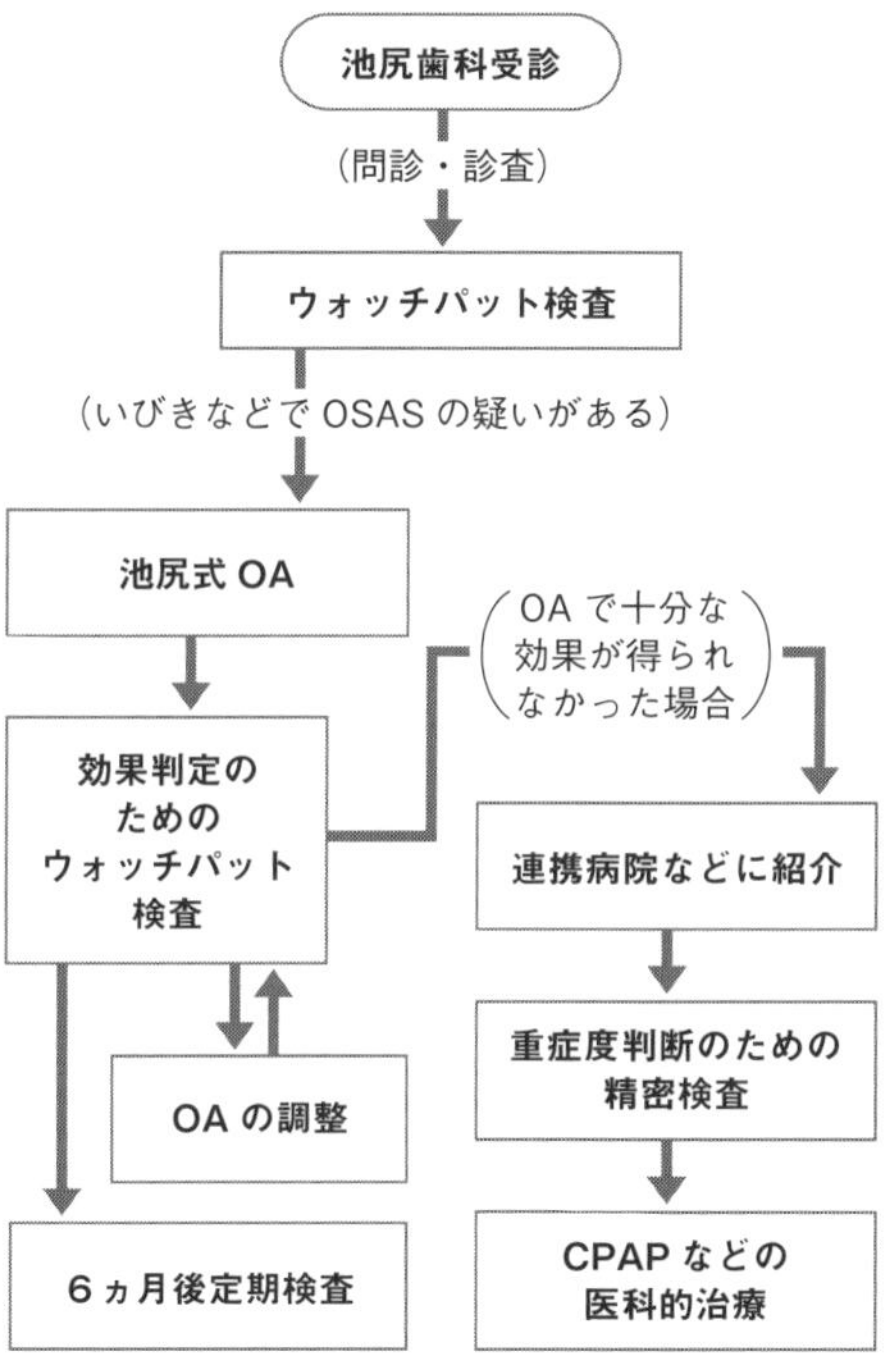

に効果を発揮することが多いといえます。

また、ＯＳＡＳの第一選択となるＣＰＡＰ療法は、装置を装着したときの不快感から患者さん自身が治療を止めてしまうことも多いのですが、そういった場合にも、装着時の不快感の軽減に配慮したｅ－ＯＡによるマウスピース療法なら症状の改善に寄与できます。

ウォッチパットは歯科のＯＳＡＳ診療に新たな道を拓く

歯科医院におけるＯＳＡＳ診療を変えたウォッチパットについて、もう少し説明します。ウォッチパットは指先に装着して血液量を計測する「ＵＰＡＴプローブ」、手首に装着する記録装置「ウォッチパット」、胸につける「いびき・体位センサ」で構成され、患者さんは自宅でこれを装着した状態で就寝します（写真⑥－２）。

ＵＰＡＴプローブのセンサは末梢の血液量を検知し、そこから睡眠状態や呼吸の状態を判定します。また、いびき・体位センサは文字通り、いびきの有無や睡眠中の体位を検知します。これにより、歯科医院でも正確なＯＳＡＳ検査が可能となりました。

写真⑥-２　OSASの画期的検査装置「ウォッチパット」

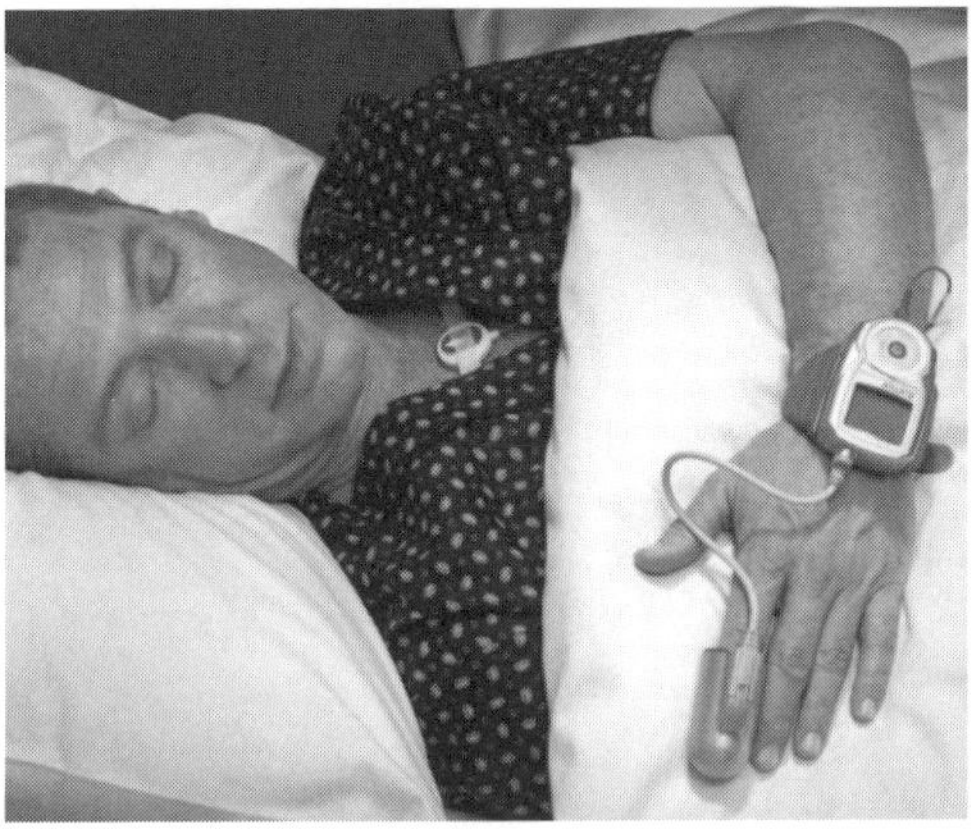

胸の「いびき・体位センサー」、血流を測る指先の「UPAT プローブ」、そして手首に装着する記録装置本体「ウォッチパット」（写真提供：フィリップス・レスピロニクス合同会社）

終夜睡眠ポリソムノグラフィー検査では睡眠状態を知るために脳波センサを頭部に貼付し、呼吸の状態を知るために鼻にチューブを挿入する必要がありますが、このウォッチパットは患者さんが自宅で容易に装着できるので、普段の睡眠に近い状態での計測ができます。これは大変画期的な技術です。

また、睡眠状態や呼吸状態が分かりやすくレイアウトされた「睡眠検査レポート」、そして同じ患者さんの複数回検査の比較が容易な「フォローアップレポート」という二種類の解析レポートが出力されるため、歯科医院でも容易にＯＳＡＳの状態を判断できます。

たとえば、睡眠検査レポートの「サマリー」の項目を見ると、睡眠時間とそこに占

める レム睡眠の割合を確認できます。

また、「睡眠時無呼吸指数」の項目では、ＯＳＡＳの重症度を測るＡＨＩの指数を確認できるほか、私が重視するＯＤＩ（Oxygen Desaturation Index ＝酸素飽和度低下指数）も確認できます。これは酸素飽和度が四パーセント以上低下した回数を総睡眠時間で割った値で、これが大きいほど睡眠時の呼吸に問題が起きていることになります。

さらに、「酸素飽和度統計」の項目では、SpO_2（動脈血酸素飽和度）の値の変化や平均値を、そのほか、睡眠中のいびき、体位（寝がえり）、睡眠の深さなどは経時グラフの形でも確認できます。ウォッチパットは簡易な装置ながら、医科で用いる終夜睡眠ポリソムノグラフィー検査にも匹敵する詳細なデータが得られるのです。

ウォッチパット睡眠検査レポートの実際

私自身のウォッチパット睡眠検査レポートを見てみましょう。

「睡眠時無呼吸指数」の項目を見るとＡＨＩは一二・九の軽症です。次に「酸素飽和度統

図⑥-5　著者の「睡眠検査レポート」〈Ⅰ〉

サマリー

開始時刻:	23:34:32
終了時刻:	6:07:46
検査時間:	6 hrs, 33 min
睡眠時間	5 hrs, 27 min
REM睡眠の割合 %:	32.6

睡眠時無呼吸指数

	REM	NREM	All Night
pRDI:	28.8	11.7	16.7
pAHI:	27.4	6.8	12.9
ODI:	17.8	3.4	7.6

酸素飽和度統計

平均値: 97		最低値: 88		最大値: 100	
平均最低酸素飽和度 (%):					94
酸素飽和度の低下. %:		4-9	10-20	>20	Total
イベント数		37	1	0	38
割合 %		97.4	2.6	0.0	100.0
酸素飽和度 ,%:	<90	<88	<85	<80	<70
持続時間 (minutes):	0.0	0.0	0.0	0.0	0.0
睡眠中 %	0.0	0.0	0.0	0.0	0.0

睡眠中の脈拍数 (BPM)

平均値: 58	最低値: 38	最大値: 104

Indices are calculated using valid sleep time of 4 hrs, 58 min.
pRDI/pAHI are calculated using oxi desaturations ≥ 3%

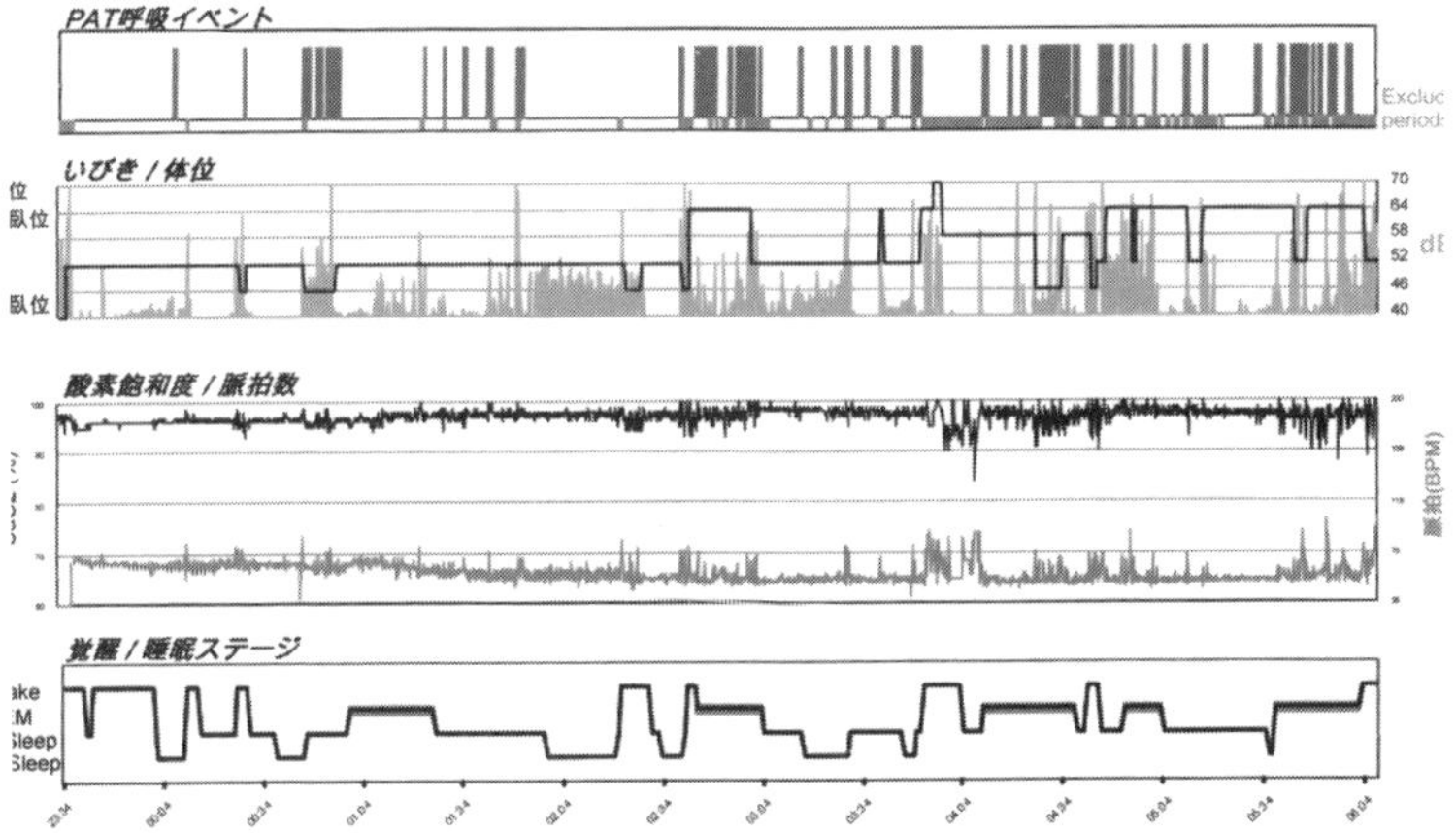

図⑥-6　著者の「睡眠検査レポート」〈Ⅱ〉

体位統計

体位	仰臥位	伏臥位	右	左
睡眠時間(min	17.9	85.2	195.1	29.6
睡眠中 %	5.4	26.0	59.5	9.0
pRDI	49.0	24.8	9.1	36.6
pAHI	33.9	20.0	6.3	36.6
ODI	30.1	12.0	3.5	14.6

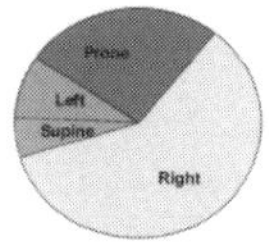

いびき統計

いびきレベル(dB)	>40	>50	>60	>70	>80	>しきい値 (45)
睡眠時間(min)	101.3	11.0	3.4	0.8	0.0	29.1
睡眠中 %	30.9	3.4	1.0	0.2	0.0	8.9

平均値: 41 dB

睡眠ステージチャート

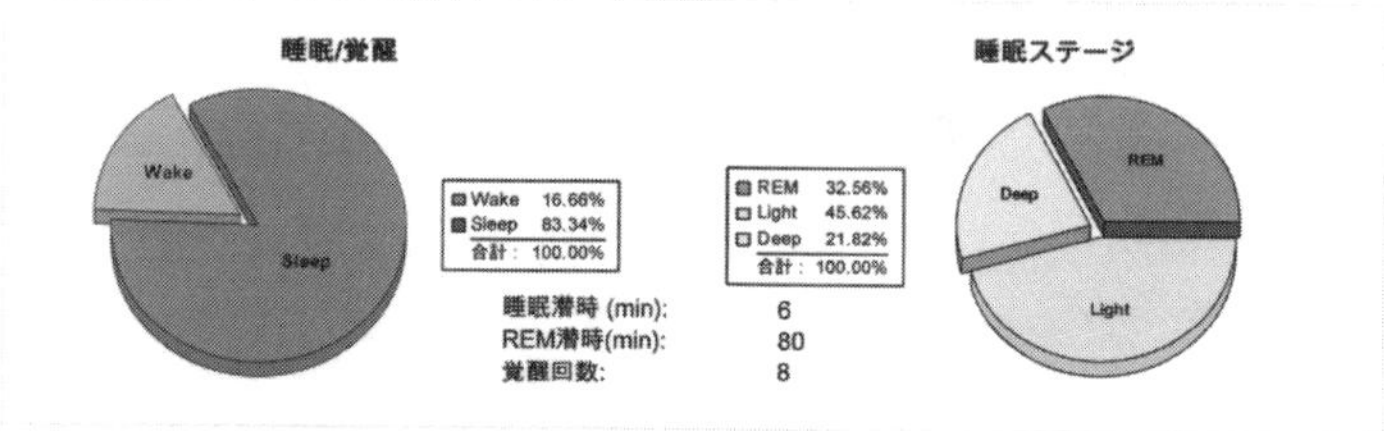

呼吸指数関連チャート

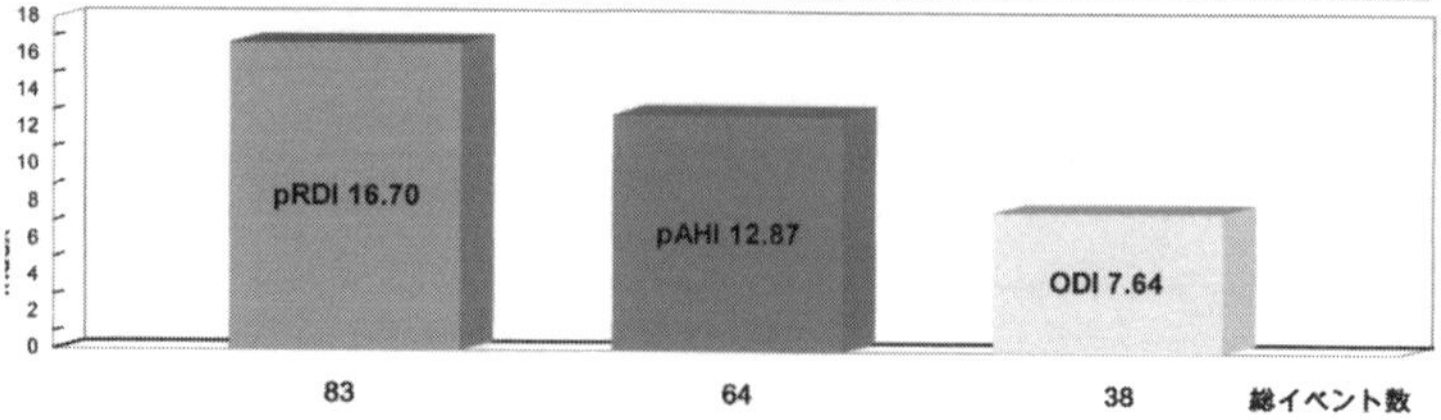

図⑥-7　著者の「睡眠検査レポート」〈Ⅲ〉

ID:	20151022	生年月日:	
被験者氏名:	Ryoji Ikejiri	性別:	

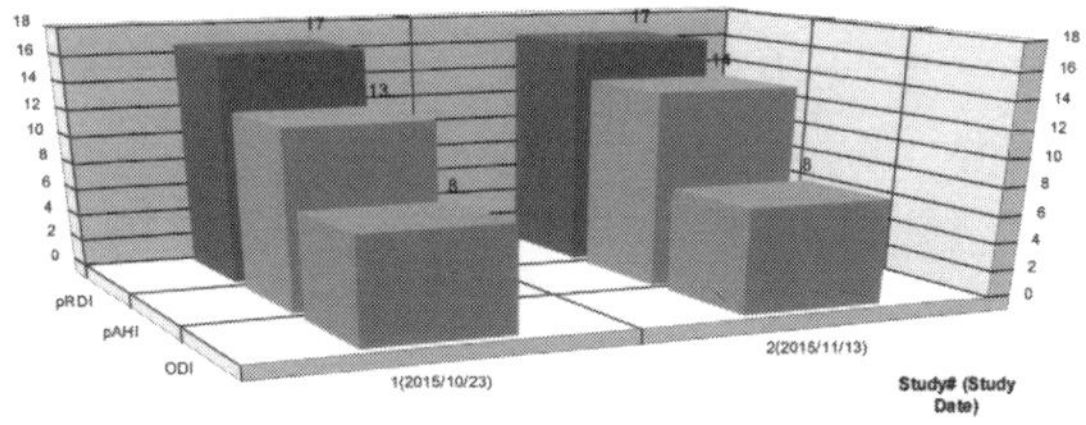

検査 #:	検査日:	Ref. Physician	pRDI	pAHI	ODI	Sleep % > 50 dB
1	2015/10/23		16.7	12.9	7.6	3.4
所見						
2	2015/11/13		16.6	14.1	7.6	5.5
所見						

計」の項目を見ると、SpO_2の平均値も九七パーセントとそう低くはありません（図⑥－5）。

また、「体位統計」の項目を見ると、寝ているときの姿勢ごとにＡＨＩの状態が分かります。私の場合、仰向け（仰臥位）で三三・九、うつ伏せ（伏臥位）で二〇、右を向いたときは六・三、左を向いたときは三六・六となっています（図⑥－6）。これまで多くの人を検査してきましたが、うつ伏せでＡＨＩが出ているのは私だけです。

ＯＳＡＳは舌根が上気道へ落

ち込むことで起きるので、仰向けで多いのは当然ですが、私の場合、うつ伏せでもAHIが比較的高い数字となっています。これは珍しいことです。

また、右寝、左寝の比較では、右を向いたときにAHIが正常範囲へ近づくことから、右を向いて寝るとOSASの症状が出にくいということになります。

「睡眠ステージ」の項目を見ると、睡眠時間中、レム睡眠が三二・五六パーセント、浅いノンレム睡眠が四五・六二パーセント、深いノンレム睡眠が二一・八二パーセントとなっています。レム睡眠の比率が多い睡眠です。

ウォッチパットはこの睡眠検査レポートのほか、同じ患者さんの複数回の検査を比較する「フォローアップレポート」も出力します（図⑥－7）。これにより、歯科医も患者さんも治療前後の違いを一目で確認できます。

OSAS患者に「良い睡眠」を実現するe－OA

私が開発したOSAS用のマウスピース、e－OAについても説明しましょう。e－O

Ａとは「Excellent-Oral Appliance（優れた口腔内装置）」の略です。

ＯＳＡＳの症状を軽減するマウスピースは、下あごを前に突き出した状態を保つために用いられますが、健康保険適用のものは上下の歯を完全に固定してしまうので不快感が強く、かえって安眠を妨げます。知らない間に外してしまう患者さんも少なくないようです。また、睡眠中に上下の歯が固定された状態で無意識に口を動かしてしまうので、顎関節に不用な力が加わり、何らかの障害を起こす可能性もあります。

そうしたことから、健康保険適用外のマウスピースの中には、その不快感の改善を試みた装置がいくつもあります。たとえば、「ソムノデント」という装置は、下あごを前に突き出した状態に保ちつつ、上下に分離したマウスピースがある程度、前後にスライドする構造になっています。さらに、舌を引っ掛けて上気道へ落ち込まないような工夫も施されています。

また、「タップT」という装置では、やはりマウスピースが上下に分離しており、それが金属製の金具によって半固定され左右にスライドする構造になっています。

これらの工夫は、睡眠中、無意識に口を動かしてしまうときの違和感を緩和しようとするものですが、前後だけ、あるいは左右だけの動きであるために、ＯＳＡＳの症状は改善

写真⑥-3　著者が開発したマウスピース「e-OA」

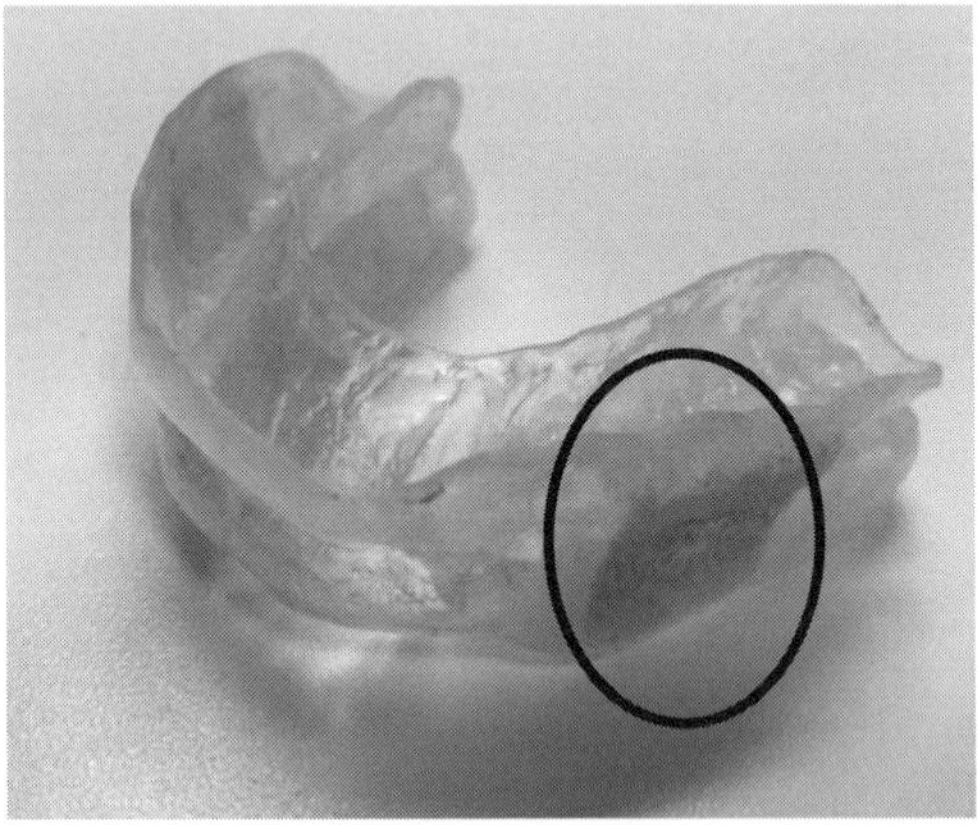

上下のあごの固定を避け、抗菌性に優れた丈夫な特殊繊維のベルトでつなぐ構造のため、顎関節への負担が少なく安全性が高い

できたとしても、なかなか「良い睡眠」にならないという問題がありました。

そこで、私が新たに開発したマウスピースがｅ－ＯＡです（写真⑥－３）。

ｅ－ＯＡはマウスピースの上下を耐久性と抗菌性に優れた特殊繊維のベルトでつなぐことで、前後左右の動きが自由になっています。

これにより、患者さんは顎関節の違和感を覚えることなく、また、口の中で舌が収まる空間を十分に確保できるので、ＯＳＡＳの症状を防ぐだけでなく舌や頬の内側の違和感もありません。

また、マウスピースの素材については、外側はしっかりした樹脂製であるのに対し、内側を柔らかい樹脂製にすることで歯茎にあたる部分の違和感を軽減しています。

e－ＯＡによるマウスピース療法

ここで、e－ＯＡを用いたマウスピース療法について、池尻歯科医院における一連の流れを紹介しておきましょう。

①初診

問診票でＯＳＡＳの症状を確認した後、口腔内の状態を診ます。また、このとき全身の健康状態を確認してウォッチパットの適応かどうかを判断します。

ウォッチパットは安全性の高い機器ですが、ある種の医薬品を服用している人、永久ペースメーカーを装着している人、持続性の非洞性不整脈がある人、そして、十七歳未満の人は適応外となります。

さらに、この初診時に上下の歯の型も取ります。このとき、上下の歯のかみ合わせに問題があれば、先にかみ合わせを調整してから型を取ることになります。

②二回目の受診

初診時で取った型で作ったe－OAを患者さんに装着してもらい、装着時の不快感などを確認。問題があれば削るなどして調整します。

また、下側のマウスピースを通常より前方に移動する形で上下の前歯部分を合わせるか、上側のマウスピースより前に出す形でかみ合わせて仮止めします。

この二回目の受診時にはウォッチパットを患者さんに貸し出し、自宅でウォッチパットを装着して寝てもらい、ＯＳＡＳの状態の検査を行います。

③三回目の受診

二回目の受診時の仮止めをもとに、上下のマウスピースを特殊繊維のベルトでつないだe－OAの完成品を患者さんに渡します。また、口唇ベロ体操などＯＳＡＳを根本から改善する方法についても指導します。

④以後の受診

ｅ－ＯＡ使用開始から二週間後に再度、ウォッチパットを貸し出し、ＯＳＡＳの状態の検査を行います。このとき、改善があまり見られないようなら、再び型を取ってｅ－ＯＡを作り直します。

ウォッチパットの検査でＯＳＡＳの改善が見られたなら、その後は三ヵ月に一度の検診と六ヵ月後のウォッチパットによる検査。さらにその後は一年後にウォッチパットによる検査を行い経過観察します。そして、使用開始から二年後をめどに、再度、ｅ－ＯＡを作り直します。これは、樹脂の経年変化を考慮したものです。

既存のマウスピースでＯＳＡＳの改善が見られなかった患者さんでも、このｅ－ＯＡで顕著な効果を見た例が数多くあります。

また、医科でＣＰＡＰ療法の処方を受け、実施していたけれど、かえって眠れなくなり、ｅ－ＯＡの使用で安眠できるようになった患者さんも少なくありません。

先日、ｅ－ＯＡを使用している患者さんから「ｅ－ＯＡを装着して就寝すると、翌日は朝からすっきり起きられ、体調が良く感じるようにました」とうれしい報告をいただきました。

ＡＨＩ（無呼吸低呼吸指数）七〇・六七が即座に二三・七まで低減

それでは、ｅ－ＯＡによるマウスピース療法の実例をいくつか紹介しましょう。

六十七歳のＡさんは、医科で終夜睡眠ポリソムノグラフィー検査を受けた後、池尻歯科医院へ来院。検査結果を見ると、ＡＨＩが七〇・六七、SpO_2の最低値が二九パーセント、平均値が九〇パーセントとかなりの重症です。さらに、睡眠中の無呼吸と低呼吸の合計回数は百九十二回で、最も長い無呼吸、あるいは低呼吸の時間は七十秒でした。

六十七歳の人が七十秒間も息を止めるのはかなり苦しいはずですが、睡眠中はそれが気になりません。しかし、気にならなくても、体は確実にダメージを負っていきます。Ａさんは重症のため医科でＣＰＡＰ療法の適応となりましたが、どうしても機器の装着になじめず、使わないことが多かったため、当院でマウスピース療法を行うことになりました。

当院で作製したｅ－ＯＡを使い始めたところ、その日のうちに七〇を超えていたＡＨＩが中等症の範囲に収まる二三・七にまで低減。SpO_2は最低値が五三パーセント、平均値

図⑥-８　Ａさんの「睡眠検査レポート」（ｅ-ＯＡ装着後）

サマリー

開始時刻:	22:47:04
終了時刻:	5:52:55
検査時間:	7 hrs, 5 min
睡眠時間	5 hrs, 31 min
REM睡眠の割合 %:	40.7

睡眠時無呼吸指数

	REM	NREM	All Night
pRDI:	27.0	23.9	25.1
pAHI:	24.7	23.0	23.7
ODI:	22.9	15.3	18.4

酸素飽和度統計

平均値:	94	最低値:	53	最大値:	100
平均最低酸素飽和度 (%):					87

酸素飽和度の低下. %:	4-9	10-20	>20	Total
イベント数	71	22	8	101
割合 %	70.3	21.8	7.9	100.0

酸素飽和度 ,%:	<90	<88	<85	<80	<70
持続時間 (minutes):	22.1	15.9	11.7	6.2	1.4
睡眠中 %	6.7	4.8	3.5	1.9	0.4

睡眠中の脈拍数 (BPM)

平均値:	66	最低値:	44	最大値:	96

Indices are calculated using valid sleep time of 5 hrs, 29 min.
pRDI/pAHI are calculated using oxi desaturations ≥ 3%

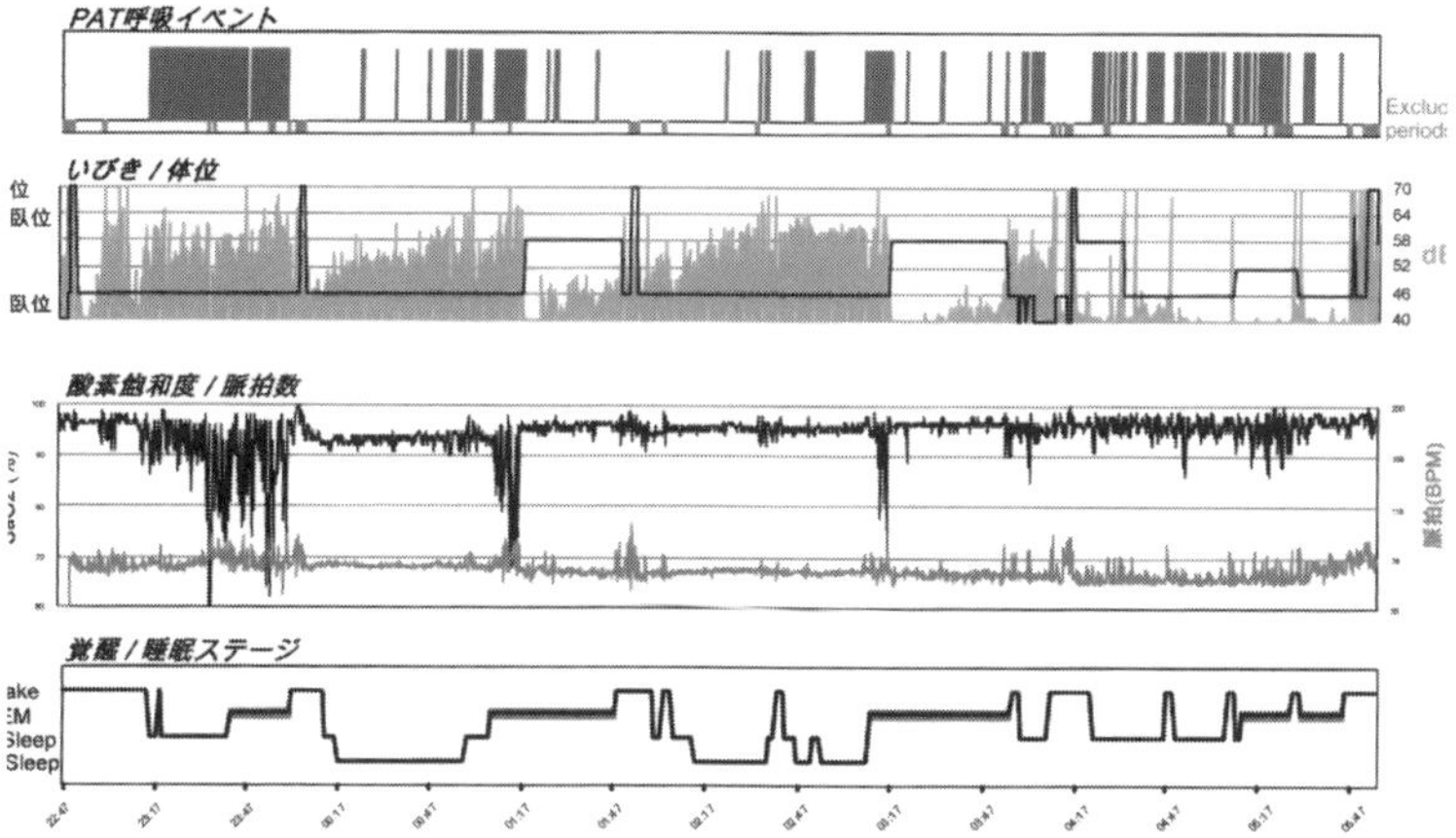

が九四パーセントまで改善しました（図⑥－8）。

Aさんによると「初めて気持ち良く眠れた」とのこと。その後、口唇ベロ体操で根本からのOSAS改善に取り組んでいます。

職場で睡魔に襲われることがまったくなくなった

四十三歳のBさんは連続する激しいいびきがあり、日中にも会議中や読書中、食後などに強い眠気を覚え、気がつくと寝てしまっていたこともたびたびあったそうです。

病院でOSASの簡易検査を行ったところ、AHI二六・三の中等症で、最長無呼吸時間は六八秒。SpO_2の平均値は八〇パーセントでした。Aさんと比べると症状が軽いように思えますが、AHIの値から通常ならCPAP療法が選択される症例です。

また、第2章でも少し触れたように、手術中、SpO_2の値が九〇パーセントを下回ると、手術室には緊張が走ります。八〇パーセントというのは、かなり問題のある値だと分かります。

しかし、当院で作製したｅ－ＯＡをＢさんに装着した状態で再度、同じ検査を行ったところ、ＡＨＩは二六・三から一二の軽症まで改善。さらに、最長無呼吸時間は六八秒から二六秒へ改善し、SpO_2も睡眠中ずっと、ほぼ九〇パーセントから一〇〇パーセントの間に収まっていました。

この大幅な改善には病院の医師も大変驚いていたそうです。

Ｂさんから感想をもらっているので、次に紹介します。

《Ｂさんの体験談》

【治療前】

昔から寝入りはすごく早く、起床するまで一度も起きることはありませんでした。数年前から午前午後を問わず、よくコックリコックリ舟を漕ぐと言いますが、そのような感じではなく、強い睡魔というより、気が付くとデスクに座ったまま寝ていることが増えました。集中力も散漫なことも非常に多く、ひどい時は気力もなく、会社を休むこともありました。

【治療後】

装着感もよく、睡眠に支障はありません。一番、感じたことは寝起きのスッキリ感にビックリしました。今までいかに睡眠できていなかったかと初めて実感しました。

日中は睡魔もまったくなく、集中力も気力も安定するようになりました。周りの人からも、「元気がある」「顔色がいい」「気力が増した」など、私の体調は明らかに変わりました。マウスピースを作っていただき、本当に良かったと感謝しています。

酸素飽和度の変動幅が大きく縮小

もう一件、中等症の例を紹介しましょう。

Cさんは、AHI二二・九の中等症ですが(図⑥－9)、e－OAを装着したところ、AHIは八・六の軽症に(図⑥－10)。装着前は、就寝から起床までの時間の一〇パーセントほどは起きてしまっていたのが、ここでは省いていますが「睡眠ステージチャート」という欄(156ページ参照)を見ると、六・六パーセントほどに短縮されています。

図⑥-9　Cさんの「睡眠検査レポート」（e-OA 装着前）

サマリー

開始時刻:	23:12:49
終了時刻:	7:05:25
検査時間:	7 hrs, 52 min
睡眠時間	7 hrs, 2 min
REM睡眠の割合 %:	34.6

睡眠時無呼吸指数

	REM	NREM	All Night
pRDI:	33.0	22.1	25.9
pAHI:	27.2	20.5	22.9
ODI:	23.5	12.9	16.6

酸素飽和度統計

平均値:	95	最低値:	74	最大値:	99
平均最低酸素飽和度 (%):					91

酸素飽和度の低下, %:	**4-9**	**10-20**	**>20**	**Total**
イベント数	94	21	1	116
割合 %	81.0	18.1	0.9	100.0

酸素飽和度, %:	**<90**	**<88**	**<85**	**<80**	**<70**
持続時間 (minutes):	10.0	5.8	2.3	0.4	0.0
睡眠中 %	2.4	1.4	0.6	0.1	0.0

睡眠中の脈拍数 (BPM)

平均値:	64	最低値:	47	最大値:	97

Indices are calculated using valid sleep time of 7 hrs, 0 min.
pRDI/pAHI are calculated using oxi desaturations ≥ 3%

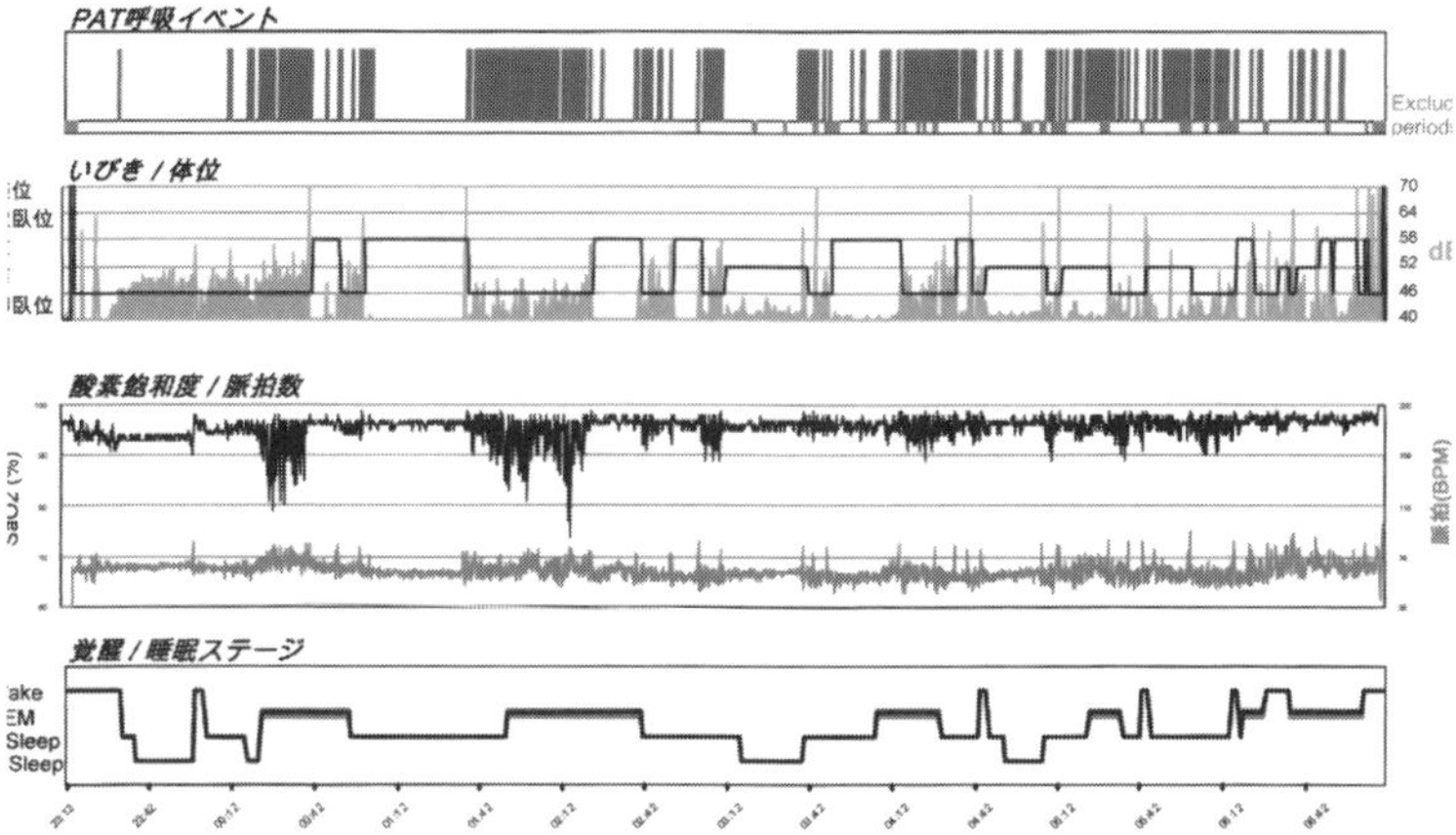

図⑥-10　Cさんの「睡眠検査レポート」（e-OA装着後）

サマリー

開始時刻:	23:31:36
終了時刻:	6:54:32
検査時間:	7 hrs, 22 min
睡眠時間	**6 hrs, 53 min**
REM睡眠の割合 %:	31.8

睡眠時無呼吸指数

	REM	NREM	All Night
pRDI:	10.5	11.3	**11.1**
pAHI:	5.9	9.8	**8.6**
ODI:	1.8	5.1	**4.1**

酸素飽和度統計

平均値:	96	最低値:	90	最大値:	100
平均最低酸素飽和度 (%):					93

酸素飽和度の低下. %:	**4-9**	**10-20**	**>20**	**Total**
イベント数	28	0	0	28
割合 %	100.0	0.0	0.0	100.0

酸素飽和度 , %:	**<90**	**<88**	**<85**	**<80**	**<70**
持続時間 (minutes):	0.0	0.0	0.0	0.0	0.0
睡眠中 %	0.0	0.0	0.0	0.0	0.0

睡眠中の脈拍数 (BPM)

平均値:	59	最低値:	46	最大値:	98

Indices are calculated using valid sleep time of 6 hrs, 52 min.
pRDI/pAHI are calculated using oxi desaturations ≥ 3%

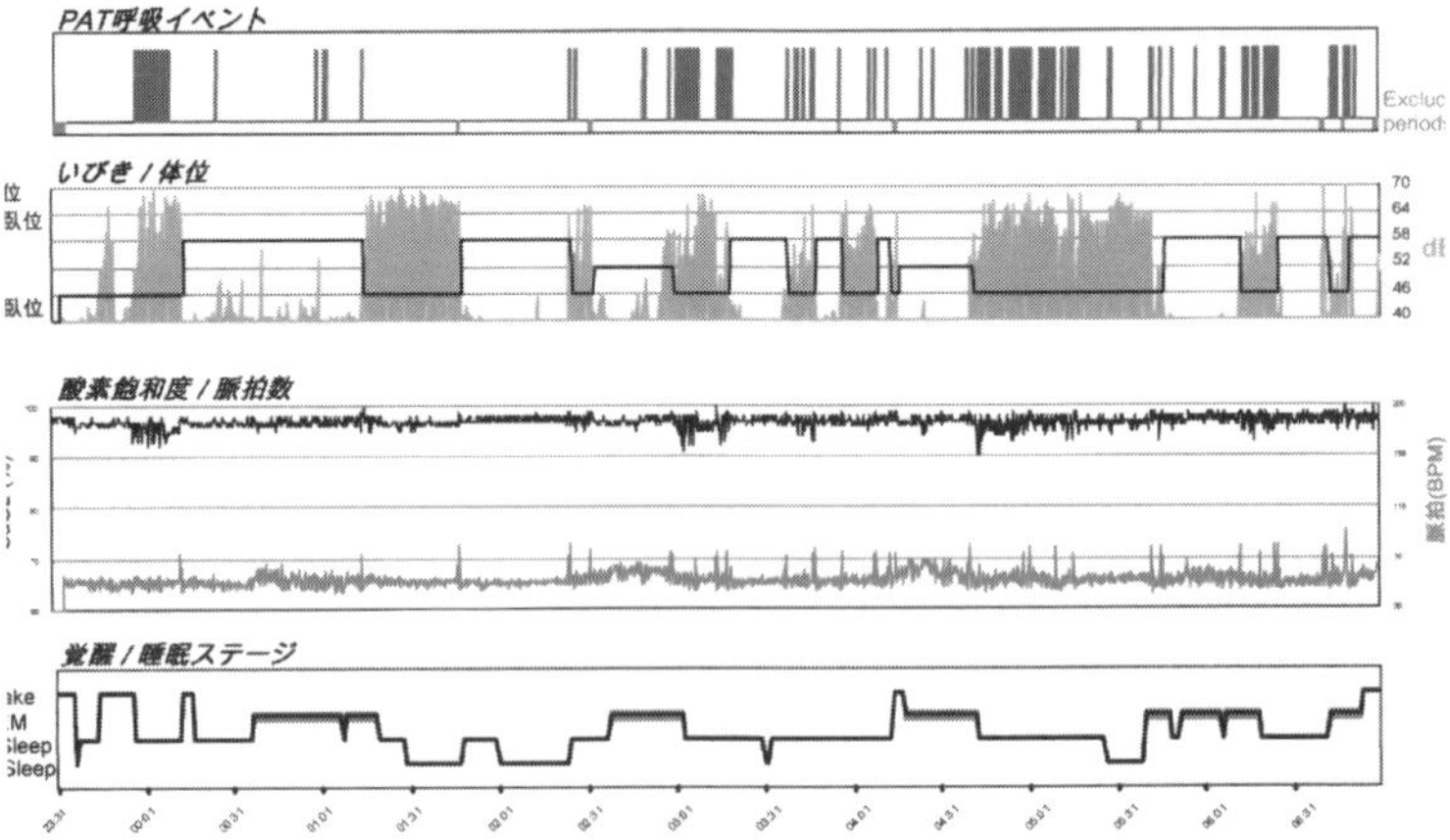

一方、SpO_2の平均値はｅ－ＯＡ装着前が九五で、装着後が九六。ここだけ見ると、それほど改善しているようには見えませんが、レポートの下方にある酸素飽和度の経時グラフを見ると、装着前（図⑥－９）が大きく変動しているのに対し、装着後（図６－10）は変動の幅が縮小し、呼吸が比較的安定していることが分かります。

つまり、「悪い睡眠」が「良い睡眠」へ向けて変化したのです。

「食」と呼吸だけで「悪い睡眠」が「良い睡眠」へ

最後に六十歳のＤさんの例を紹介しましょう。

Ｄさんは病院の睡眠外来で簡易検査を受けたところ、ＡＨＩが一三・七。ＡＨＩだけなら軽症の範囲と判断されますが、眠りが浅く、夜中に何度も起きてトイレに行くそうです。また、日中、瞬間的に眠りに落ちることがあるといいます。

Ｄさんは、最初の病院から大学病院を紹介され、健康保険適用のマウスピースを作りました。しかし、装着感が悪くて慣れるまでに二週間もかかりました。しかも、慣れてきても、以前と比べて睡眠の質は向上しません。感覚的には装置を使っても使わなくても睡眠の質は変わらないそうです。

池尻歯科医院には歯の治療のために来院しましたが、そのときにマウスピースの話になり、これを装着してても一向に良くならないとのこと。たとえ、ＡＨＩの値が改善したとしても、これではいけません。検査数値だけでなく、実際に「悪い睡眠」が「良い睡眠」に変わったかどうかを見極める必要があります。

ＯＳＡＳに関して、「歯科治療が終わったら、再度マウスピースを作りましょう」と担当医に言われたそうですが、とにかく私の歯科治療の間に睡眠の質を向上させようということで、朝食の重要性とその食事内容、そして腹式呼吸の重要性を指導しておきました。

すると、Ｄさんの眠りはみるみるうちに「悪い睡眠」から「良い睡眠」へ変わりはじめ、マウスピースなしに眠れて、日中の眠気もなくなったそうです。

これは、ＡＨＩが軽症の範囲にあったため、「食」や呼吸の工夫だけで睡眠の質を改善できた一例です。

Ｄさんからも感想をもらっているので、次に紹介します。

《Ｄさんの体験談》

だいぶ調子良い。日中の眠気なし。気がつけば腹式呼吸している。体がポカポカです。〇大歯学部で作製したスリープスプリント（マウスピース）もつけずに寝られるようになった。

朝食もしっかりとるように。朝、納豆、みそ汁、玄米。パンはやめました。夜も納豆食べるようにしています。朝食とるようになって体調良いし、玄米等食べるようになって白米の味がしなくなった。

これはｅ－ＯＡを使わなかった症例ですが、このように、睡眠の質を向上させる工夫だけでも十分に「悪い睡眠」を「良い睡眠」へ変えられることがあります。

ＯＳＡＳだけどＣＰＡＰ療法がどうしても合わない、あるいは、既存のマウスピースがどうしても合わないという患者さんに、自信を持ってこのｅ－ＯＡをすすめたいと思います。

歯科医が教える本当の話 ③

歯科医は患者さんの病気予防に、どこまで関われるか

◎口腔内を診れば生活習慣までわかる

意外に思われるかもしれませんが、口腔内を診れば、その人の体調はもとより生活習慣まで、だいたいのことはわかります。

歯を治療することで治る病気もありますが、歯科医が患者さんに生活習慣の管理をアドバイスすることで、本当に多くの病気を防ぎ、改善することができるのです。

私はカウンセリングだけで、患者さんの禁煙率を50％ほど上げることができました。歯科医が担う役割がいかに大きいか、ご理解いただけるのではないでしょうか。

◎生活習慣の改善も不可欠

私の治療の目的は、歯だけではなく体全体を健康にすることです。そのためには、患者さんの歯を治療すると同時に、患者さんに生活習慣を改めてもらうことが不可欠です。

「体は間違えない。生き方を間違えるから、それに対して正しく反応しているだけだ」と言ったのは、著名な免疫学者・安保徹先生です。私は日ごろから患者さんに、「歯は一生あなたの手入れと心がけ」と言っています。「手入れ」とは歯磨きと歯肉マッサージのこと、「心がけ」とは食生活や運動など生活習慣のことです。

原因の本質を考えれば、答えは自ずと出てきます。

エ ピ ロ ー グ

「良い睡眠」
――七つの秘訣

「良い睡眠」で夜が恋しくてたまらない

「第2章」でも述べたように、私は数十年前にOSAS（閉塞性睡眠時無呼吸症候群）による「悪い睡眠」が原因で、交通事故を起こしてしまったことがあります。パンパーを前の車にコツンとぶつける程度の軽い事故でしたが、スピードを出していたら危ないところでした。

その私も今は、口唇ベロ体操の励行や食生活の見直しにより、毎晩、「良い睡眠」を味わっています。どれくらい「良い睡眠」なのかというと、仕事を終えると夜が恋しくてたまらないほどです。

なぜ、恋しいのか？　それは、どんなに嫌なことがあっても、床に就いてぐっすり寝ると次の日の朝にはすっきりしているからです。

たとえば、十段階で最大の「十」のストレスがあっても、次の日には「五〜七」くらいになっていて、一週間くらいしたらもう忘れてしまっています。だから、嫌なことがあった日ほど、夜が恋しいのです。

複雑な現代社会を生きる身にとって、ストレスは避けることができませんが、夜が恋しくなるような「良い睡眠」をとることができれば、ストレスが原因で起きてくる心身のさまざまな不調を避けられます。

そんな、「良い睡眠」を実現する方法を、「七つの秘訣」として、ここでおさらいしましょう。

秘訣1 朝の光でメラトニン分泌を止める（→第1章42ページ）

「良い睡眠」の基本は「早寝、早起き、朝ごはん」。そのうち、「早寝、早起き」の助けとなるのが朝の日光を浴びることです。

その光の刺激により眠気をもたらすメラトニンというホルモンの分泌が止まり、しっかりと目が覚めます。そして、しっかり目が覚めると、その約十六時間後にはメラトニンが分泌されて眠気がやってきます。

つまり、朝の日光は、体内時計のアラームを早朝に合わせるような働きをすると考えればいいでしょう。

なお、冬の季節で起床する時間帯がまだ暗い場合は、照明で部屋をしっかり明るくして、朝日の代わりとします。

秘訣2 夜はしっかり暗くしてメラトニン分泌を促す（→第1章44ページ）

夜は朝とは逆に部屋を暗くしましょう。夕方以降は間接照明などで部屋をなるべく暗くして、テレビやパソコン、スマートフォンなどの画面を見ることもできれば避けます。

さらに、就寝時は遮光カーテンなどを用いて寝室を真っ暗にすると、メラトニンがしっかり分泌されて「良い眠り」になります。

なお、夜勤の人などで昼夜逆転生活を送っている場合は、夜に起きたときは照明で部屋をしっかり明るくし、日中の睡眠時には遮光カーテンで部屋をしっかり暗くします。

秘訣3 夜食を控え、朝食を摂ろう（→第4章131ページ）

「早寝、早起き、朝ごはん」の「朝ごはん」にも、体内時計のアラームを早朝に合わせる働きがあります。朝食を食べると体は「起きる時間だ」と認識するからです。

体内時計の時刻合わせを行うには、インシュリンをある程度上げる朝食が必要なので、ご飯などの主食を抜いてはいけません。しかし、GI値（血糖値を上昇させる速さ）が高い食事も良くないので、「錦色米《にしきいろまい》」が理想とされます。

朝食を摂る一方で夜食は控えます。夜食を摂ると太ってしまい、SASになりやすい体型になってしまいます。

秘訣4 「良い睡眠」をつくる食事 （→第4章123ページ）

腸の働きが悪く便秘になっている人は、睡眠障害の傾向があることが分かってきています。

腸の働きを良くするには腸内細菌を良い状態に保つことが大切で、それには味噌や納豆など、腸内に良い細菌を増やす発酵食品の積極的な摂取が有効です。腸内細菌はあなたの大切なパートナーだからです（人間の体内でつくられている一五〇倍の酵素が、一〇〇〇兆個の腸内細菌によって生み出されているといわれている）。

また、パンではなく米飯を主食とすることも重要です。

それは、炭水化物は米飯のような粒食の形で摂ったほうが体にとってプラスの働きとなるからです。特に、バランス良く必須アミノ酸を含む豆類を米に混ぜて炊いた豆ご飯を主食にすると、栄養的にもより良く、GI値も適切な範囲に収まります。

色のついた豆類は抗酸化作用のあるポリフェノールが豊富であることから、私は色つきの豆類を混ぜ込んだ「錦色米」というご飯を主食とすることを提唱しています。

さらに、手作りの野菜ジュース（127ページ参照）は腸内細菌のバランスを保つのに必要な栄養や食物繊維を補うのに有効です。それから、アーモンドやクルミ、カシューナッツなどの堅果類、大根、ニンジン、豆類など畑で採れるものを常食するようにもすすめています。

秘訣5 腹式呼吸で「良い睡眠」を（↓第4章138ページ）

腹式呼吸をすると横隔膜が動き、近くにあるリラックスの神経（副交感神経叢）が刺激されます。また、腹式呼吸は腸の蠕動運動を促し、その結果、腸内環境を整え、血行を良くし、便秘、冷え症を改善します。このことが、「良い睡眠」につながります。

大きく鼻で息を吸い、お腹の筋肉を意識して大きな声で「パパ・ママ・フーフー」と言うと自然に腹式呼吸になります。

秘訣6 OSASは舌を鍛える（→第4章108ページ）

OSASの原因となる舌の筋力低下は「口唇ベロ体操」で改善します。舌を鍛えると睡眠中に舌根が上気道へ落ち込むことを防ぐほか、舌根の脂肪沈着を予防できるため、口内の空間を狭めることも予防して、OSAS発症を抑えます。

ただし、体の筋トレと同様、舌の筋トレもすぐには効果が上がらないので、OSASの疑いがある場合はまず症状を抑えるために、CPAP療法やe－OAによるマウスピース療法を検討しましょう。

秘訣7 細かいことにこだわらない

秘訣その一からその六までのことを、あまり神経質にこだわらないでください。こだわりすぎると、それがかえってストレスとなって「悪い睡眠」を招きます。

たとえば、私などは睡眠時間が六時間を切っているようなときでも、自分が「すっきり寝られた」と感じたら、そのまま起きてしまうことがあります。

また、朝食も起きてすぐ食べることにこだわることはありません。私の場合、早朝に起きたときは、とりあえずナッツなどをつまみ、二〜三時間後、家族が起きてきてから朝食を摂ることがあります。

ここで述べてきたことは、あくまで目安ですから、基本を理解していれば自分なりに多少のアレンジを加えてもかまいません。

あとがき
——自然の力を大事にして「良い睡眠」をとる

最後に少し歯科治療の話を。

私は歯や神経をほとんど抜かない治療がモットーで、抜いたとしてもせいぜい、一ヵ月に歯を二本くらいのものです。

なぜ、抜かないいか？

普通、歯は歳をとるとダメになるものと思われていますが、ていねいに優しく使えば一生もつものだと私は考えます。乱暴に使うと欠けることもありますが、基本的には、歯は一生モノ。だから、原因を考えて治療を行い、安易な抜歯をしないよう心がけています。

では、なぜ歯は欠けるのか？

歯が欠けるのは、加齢で弱くなったところに、硬すぎるものをかんでしまうことが原因となっています。

しかし、この「かむ」という行為は、ある意味では自然の力です。人はその力をなんとかコントロールしようとしますが、自然の力は大きく、徒労に終わるかもしれません。くいしばり、歯ぎしりがいい例です。

二〇一一年の東日本大震災はそのような自然の力が猛威をふるった地震でした。地震による津波は、防波堤の備えなどを無力化しましたが、津波の直撃を受けたにもかかわらず、建物などが流されないで残っていた土地もありました。

そこで、その土地を調べてみると、広葉樹と針葉樹が一緒に植わっていたのです。針葉樹は根が短いから抜けやすいのですが、広葉樹は根が地中奥まで入っているから、地面に食い込んで安定させていたのでしょう。

現在、国は東日本大震災の津波でダメージを受けた土地の修復を行っていますが、私の考えは、幅三〇メートル、横一〇〇メートルの穴を掘り、そこへガレキを埋めてから、その上に針葉樹と広葉樹を植えて堤防兼公園とすることです（なお、私の手元に入ってくる本書の印税のうち一パーセントは東日本大震災の復興事業に寄付します）。

森を整備し、森を再生し、川をきれいにすることで、海がきれいになり、海洋資源の保存につながります。

歯もそれと同じことで、「かむ」という自然の力の強さをよく理解した上で、大事に使うように心がければ、八十になっても歯が揃っているでしょう。抜かないというモットーがそのような歯科治療を実現させてくれます。

本書のメインテーマである「眠り」もそれと同じことで、朝日という自然の力、朝食という自然からの恵みをいただくことで、「良い睡眠」は必ず手に入ります。

夜が恋しくなるほどの「良い睡眠」のために、ぜひ本書を役立ててください。

なお、本書で訴えたことを現実の歯科医療の現場で実現させるために、昨年、「国際睡眠時無呼吸アカデミー」（ISASA）という組織を立ち上げました。アカデミーの趣旨にご賛同いただき、一緒に活動している同志は、次の五名の先生方です。

じゆう歯科室ウエダ（東京都府中市）の植田秀明先生、いわい歯科医院（愛知県江南市）の岩井克眞先生、フルタニ歯科医院（岡山県倉敷市）の古谷裕資先生、やまおか歯科（奈良県奈良市）の山岡和彦先生、にしき歯科（兵庫県篠山市）の岡坂勝先生。

今のところ、これに私を加えた六名で、勉強会を行ったり、一般の患者さんに睡眠時無呼吸症候群の啓蒙活動をしています。
この会の活動や本書を通して、「良い睡眠」に対する意識が広く一般に広まっていくことを、心より願ってやみません。

最後になりましたが、資料を快くご提供いただき、「推薦文」までお寄せいただいた中部大学特任教授の宮崎総一郎先生には、心より感謝を申し上げます。また、本書出版の機会をつくっていただいた現代書林の松島一樹氏、日頃、私のわがままにもめげずついてきてくれる職員、そして家族にも感謝を述べたいと思います。
なお、本書の執筆に当たっては、次ページに掲げた参考文献以外にも、ウェブサイトを含め本当に多くの資料を参考にさせていただきました。この場をお借りして、関係者の皆様に御礼を申し上げます。ありがとうございました。

二〇一七年　初春

池尻歯科医院理事長　歯科医師
池尻良治

●参考文献

『子供の夜ふかし脳への脅威』三池輝久(集英社)
『睡眠時無呼吸症候群の口腔内装置治療』阪井丘芳(医歯薬出版)
『脳に効く「睡眠学」』宮崎総一郎(角川書店)
『睡眠のトリビア』宮崎総一郎ほか(中外医学社)
『時間栄養学』香川靖雄ほか(女子栄養大学出版部)
『新・朝食のすすめ』香川靖雄(女子栄養大学出版部)
『体内時計ダイエット』榛葉繁紀(マガジンハウス)
『時計遺伝子の正体』NHK「サイエンスzero」取材班(NHK出版)
『細胞「私」をつくる60兆個の力』NHK「サイエンスzero」取材班(NHK出版)
『体内時計の謎に迫る』大塚邦明(技術評論社)
『「時計遺伝子」の力をもっと活かす!』大塚邦明(小学館)
『ぐっすり眠りたければ、朝の食事を変えなさい』宮崎総一郎(PHP研究所)
『寝たきり予防の簡単筋トレ』久野譜也ほか(NHK出版)
『「腸内酵素」でボケもがんも寄りつかない』高畑宗明(講談社)
「統計」(2006.7)
「NHK国民生活時間調査」日本放送協会
「児童・生徒の健康状態サーベランス事業報告」2004(日本学校保健会)
「幼児健康度調査報告書」(日本小児保健協会)
「The Journal of Immunology」126
「食生活」103
「PROGRESS IN MEDICINE」14
「Diabetes Care」27/32
「血圧」14
「Hypertension」47
「Biol Psychiatry」21
「PLoS Med,1」13
「Circulation Journal」74
「Chest」94
「Journal of Physiological Anthropology」27
「広島県立女子大学生活学部紀要」9
「児童心理」61
「県立広島大学人間文化学部紀要」2
「日本経済新聞」2006.6.8 /2016.3.26

いびきの新《しん》治《ち》療《りょう》で心《こころ》と体《からだ》をリフレッシュ!

2017年 3月15日 初版第1刷

著　者――――――――池尻良治《いけじりりょうじ》
発行者――――――――坂本桂一
発行所――――――――現代書林
〒162-0053 東京都新宿区原町3-61 桂ビル
TEL／代表 03(3205)8384
振替00140-7-42905
http://www.gendaishorin.co.jp/

ブックデザイン――――吉崎広明（ベルソグラフィック）
図版――――――――本間公俊

印刷・製本 広研印刷㈱
乱丁・落丁本はお取り替えいたします。
定価はカバーに表示してあります。

ISBN978-4-7745-1621-9 C0047